股関節痛は99%完治する

〝坐骨神経痛〟も〝冷え性〟も、あきらめなくていい!

酒井慎太郎

GENTOSHA

JN314600

はじめに

コカンセツ――

この言葉を聞いて、みなさんはどんなイメージを抱《いだ》かれるでしょうか。きっと、いろいろな返事があるのではないかと思います。

「股《また》のつけ根の関節のことでしょ？」

「ん？　股間にある関節？」

「痛めると、足を引きずったり杖《つえ》をついたりするようになる関節じゃないの？」

「たしか、お尻《しり》のあたりの関節じゃなかった？」

なんだか、みなさん自信なさげですね。

股関節は、腰、肩、ひざなどの関節と比べると、人々の関心が低い関節です。たぶん、「なんとなく、お尻や股あたりの関節である」ということはわかっていても、股関節の位置や役割をきちんと正しく説明できる人は、そう多くないのではないでしょうか。

なかには、「そんなこと知らなくたって、私には関係ないわ」という方もいらっしゃるかもしれません。

しかし――

そういう考え方でいると、後々苦労するハメになる可能性大。

人間の体のなかで、股関節くらい重要な関節はありません。もしここが動かなくなったら、歩くことはもちろん、座ることも立つこともできなくなってしまいます。股関節は上半身と下半身とをつなぐ一大ジョイントであり、スムーズな人間活動はこのジョイント部分がなめらかに動くかどうかがカギと言っても過言ではないのです。

しかも、股関節トラブルに悩まされている人は、女性を中心に非常に多く、近年、患者数が増加傾向にあります。

現在、股関節痛に悩む患者は約４００万～５００万人と言われていますが、私はその数は〝氷山の一角〟だと見ています。痛みや不調を訴えて病院に駆け込むのは、ある程度症状が進んでからであり、『前股関節症《ぜんこかんせつしょう》』と呼ばれる軽症段階の人を入れれば、患者数はかなりの数に膨らむことでしょう。

つまり、股関節のトラブルを甘く見ていると、日常生活を送るうえでとんでもなくつらい苦労を背負い込むハメになりかねず、いつみなさんがその当事者になってもおかしくないのです。

ですから、「コカンセツなんて、私には関係ないわ」というような顔をしていてはいけません。

股関節がなめらかに動くかどうかは、その人の人生の先行きを大きく左右するくらい重要なこと。だから、腰、肩、ひざなどの他の関節と同様、決して痛めることのないよう、普段から念入りにケアしていくべきなのです。

股関節トラブルに見舞われてもあきらめてはいけない

私は東京の王子で「さかいクリニックグループ」を開業しています。当院の待合室は腰痛、肩こり、首痛、ひざ痛などに悩まれている患者さんで、連日たいへん混み合っています。

もちろん、そうした患者さんのなかには股関節痛を訴えて来られる方も数多くいらっしゃいます。

ここで、私のもとにいらっしゃる股関節痛の患者さんたちの典型例をご紹介してみましょう。

まず患者さんの9割は女性で、30代、40代からお年寄りまで幅広い年齢の方がいらっしゃいます。なかには20代の方もいらっしゃいます。みなさん口々におっしゃるのは、最初はときどき股関節に違和感を覚える程度だったのが、年月を重ねるうちにだんだんひどくなってきたという訴えです。そのうち、しゃがんだり、歩きはじめのときに痛みが出て、生活に不便を感じるようになったので、病院の整形外科に相談に行くようになります。すると、医師は「経過観察して様子を見ましょう」と言うだけで、痛み止めを出す程度の治療しかしてくれず、対応策を聞くと、「股関節を治すには最終的には手術をするしかない」とのこと。しかも、その手術は足の骨を切ったり人工関節に替えたりする大手術……。患者さんにしてみれば大きなショックでしょう。そして、しばらく様子を見ているうちに、股関節だけでなく腰にも痛みが出るようになり、スムーズに歩いたり座ったりすることすらできにくくなってしまうのです。患者さんの胸には「まだ若いのに、このままいったら杖をつくしかないのかしら」「やっぱり手術をするしかないのかしら」という不安が膨らんでくる……。こうして悩んだ末に、私のもとに助けを求めて来られるわけです。

きっと、みなさんのなかにも同じような悩みを抱いている方がいらっしゃるかもしれません。

しかし、こうしたみなさんの股関節治療に対する考え方には、いくつもの〝誤解〟があるのです。

いちばん大きな誤解は、「手術でしか治せない」という点。

「治療手段は手術しかない」と思い込んでしまっている人が多いのですが、それは大きな誤りです。股関節痛は、早い段階で関節包内矯正《かんせつほうないきょうせい》などの適切な治療を施せば、ほぼ100%完治させることができます。しかも、セルフケアでもかなりの効果を上げることが可能。自分で股関節に簡易矯正を行なうことにより、痛みをやわらげたり解消していくこともできるのです。

つまり、股関節トラブルを抱えてしまったからといって、あきらめたり悲観したりする必要はまったくないことになります。

股関節治療の選択肢は、「様子を見る」か「手術をする」のふたつだけではありません。手術をせずとも、しっかり治し、痛みとは無縁の普通の生活を取り戻す〝第3の道〟があるのです。

この本では、従来の枠にはまらない、まったく新しい股関節トラブルの解決方法やケア方法を提示していきます。そのうえで、股関節という関節の力をうまく生かしていけば、ゆくゆくは素晴らしい恩恵を得られることを紹介していきたいと考えています。

股関節は全身の関節をスムーズに動かすためのカギだった！

私はこれまで『腰痛』や『肩こり・首痛』や『ひざ痛』に関する多くの本を書いてきました。でも、股関節痛について本格的なものを書くのは今回がはじめてです。たくさんの読者の方から「早く股関節痛の本も出してほしい」というハガキやお便りをいただいていたにもかかわらず、本を出すのが遅くなってしまったのにはふたつの理由があります。

ひとつは、腰痛や肩こりなどの〝慢性痛のスター〟と比べると、股関節痛は目立たない存在だったからです。腰痛や肩こりと比べると読者の数も少ないと思われ、「果たしてそれで本が売れるのか」という出版社側の判断もありました。また、もうひとつの理由は、私自身、開業当初のころは股関節に対してあまり積極的に治療をしていなかったからです。腰や肩・首、ひざの痛みなどを訴える患者さんが多く、正直言うとそのころは、股関節まで手が回らない状況だったのです。

しかし、私は次第に自分の誤りに気づかされることになりました。

というのは、長年患者さんの治療をするうちに、股関節という関節の重要性を思い知らされるようになっていったのです。後でくわしく述べますが、股関節痛の患者さんのほとんどは腰痛にも悩まされていて、両者は切っても切れない関係にあります。つまり、患者さんの腰痛をしっかり治療しようとがんばっているうちに、必然的に股関節に目を向けざるをえなくなってきたのです。それに、股関節の動きは、腰だけでなく、全身の関節の歯車をスムーズに回すための大きなカギになっていることもわかってきました。

そして、私のなかで股関節の存在が日々クローズアップされ、積極的に治療するようになっていったわけです。いままでは腰と股関節はほとんどセットとして治療するようにしていますし、いらした患者さんに対しては、必ず股関節の状態をチェックするようにしています。

もっと言えば、いまの私は、股関節のトラブルは腰や肩・首のトラブルよりも重大だと考えています。腰痛や肩こりに悩まされていても、通常、見た目はそう変わることなく、他人と同じように生活をすることができます。でも、股関節の状態が悪化すると、杖をついたり足を引きずったりすることになり、見た目にも痛々しい状態になってしまいます。実際、30代、40代の若い年齢でそういう状況にまで悪化し、家に引きこもってしまうようなケースもあるのです。

しかも、先にも述べたように、そういう状況を招いてしまう可能性は誰の身にもあります。とくに、過去にちょっとでも股関節に違和感を覚えたことのある女性は、もうかなりのハイリスクだと思ったほうがいいでしょう。

ですから、いま、私はこの股関節の本をできるだけ多くの方に読んでいただきたいと思っています。これまで私が書いてきた本は、「腰痛本」も「肩こり本」も「ひざ痛本」も、非常に多くのみなさんにご支持いただいて、幻冬舎から出したものだけですでに累計20万部を突破しています。ただ、今回のこの本は、「腰痛本」や「肩こり本」よりも多くの方々に読んでいただきたい。そして、股関節ケアの大切さをひとりでも多くのみなさんに知っていただきたいのです。

股関節は10年後、20年後、30年後の将来、体をしなやかに動かせるかどうかの大切なカギとなります。

さあ、みなさん、股関節にしっかりと目を向けましょう。すでに股関節トラブルに悩まされている方も決してあきらめてはいけません。しっかり前を向いて治していきましょう。

なめらかに動く股関節をキープして、これからの自分の人生をよりなめらかに動かしていこうではありませんか。

酒井慎太郎

はじめに……3
股関節トラブルに見舞われてもあきらめてはいけない……5
股関節は全身の関節をスムーズに動かすためのカギだった！……8

Part 1

「股関節ってどこ？」というあなたこそが危ない！

あなたも〝トラブルの第一歩〟を見逃していませんか？……20
『Vライン』『お尻の下』『中臀筋』が痛みの出る3大ポイント……22
なかには結婚や出産をあきらめざるをえなくなった人も……25
日本人女性は遺伝的に股関節トラブルに悩まされやすい……30
現代では〝股関節を動かす機会〟がどんどん減ってきている……33

整形外科で示されるのは『経過観察』か『手術』のふたつだけ……38
“第3の道”を進めば、何も怖くないし、何もあきらめなくていい……42

Part 2

進行すると腰痛も併発！『股関節痛が起きるメカニズム』

人間の『土台』は5つのポイントで支えられている……46
仙腸関節と股関節はすべてをわかり合った兄弟のようなもの……48
サビついた歯車を元通りに動かすことによって痛みをとる……51
股関節と仙腸関節の両方に関節包内矯正を行なう……54
セルフケアで股関節トラブルを撃退しよう……57
坐骨神経痛による足のしびれや痛みも解消する……65

〝血流の関所〟を開くと、足腰の冷えに悩まされなくなる……68
下半身のダイエットやヒップアップにも効果大……70
『土台』の大きい歯車と小さい歯車をスムーズにかみ合わせよう……73

Part 3

変形性股関節症は手術をしなくても十分治せる！

『股関節チェックテスト』で自分の現状を把握しよう……78
前股関節症
――大きなリスクの〝小さな芽〟を無視してはいけない……82
初期
――この段階で正しい選択ができるかどうかが最大のカギ……88
進行期
――手術をしなくても、日常生活に困らないレベルにまで回復できる……102

末期
――いよいよ手術をするしか方法がなくなってくる……110
股関節の疾患は、変形性股関節症以外にもある……116

Part 4

簡単セルフケアで快適に歩ける股関節をキープする

テニスボールで股関節をごろごろマッサージ……122
『両足イスのせ体操』で股関節を刺激しよう……125
『足引っ張り体操』で股関節をグイッと引き離す……128
『足のつけ根プッシュ体操』なら、いろいろな場面でできる……131
ちょっとの〝ぴっかかり〟くらいなら、キックをするだけでもOK……133
知らず知らず「省エネ歩き」をしてはいませんか？……135

股関節を使った「正しい歩き方」を身につけよう……139
1日5分のトレーニングで
股関節を正しく動かすクセをつけてしまおう……144

Part 5
「こんなときどうしたら……」股関節の悩み解消Q&A

Q01 股関節痛はどれくらいの時間をかけて進行するの?……148
Q02 「最近、何でもない段差で転んでしまった」人は要注意?……150
Q03 股関節痛がもとで、ひざ痛になる人も多いの?……152
Q04 体重が重い人、急に体重が増えた人は要注意?……153
Q05 妊娠・出産がきっかけで股関節が痛むことはある?……154
Q06 股関節は温めたほうがいい? ミニスカートはダメ?……155

Q07 子供のころからヘンな歩き方をしている場合は要注意？……156
Q08 長い時間自転車に乗るのは股関節によくない？……157
Q09 股関節のトラブルを起こしやすいスポーツは？……158
Q10 男性のセックスアピールは、お尻と股関節がカギ？……160
Q11 骨粗しょう症は股関節痛にどれくらい影響するの？……162
Q12 寝るときの姿勢や睡眠時の注意点は？……163
Q13 軸足側と利き足側、どっちの股関節が痛みやすい？……164
Q14 杖のつき方にはコツってあるの？……165
Q15 股関節の状態は定期的に整形外科でチェックすべき？……166

Part 6

いつまでも老けない体は股関節からつくる

日本人は欧米人に比べて股関節の使い方がヘタ!? …… 168
〝中心の歯車〟がうまく回れば、上も下もうまく回り出す …… 171
体だけじゃない。〝心の歯車〟もうまく回るようになる …… 175
「一生動けるコース」か、それとも「寝たきり・要介護コース」か …… 177
同い年なのに老けている人と若々しい人
——その差は〝体のバネ〟の力にあった!? …… 180
バネの力をよみがえらせて、老化を撥ね返す力をつけていこう …… 183

あとがき …… 187

Part

1

「股関節ってどこ?」というあなたこそが危ない!

あなたも〝トラブルの第一歩〟を見逃していませんか？

みなさんは股関節の正しい場所をちゃんと知っていますか？

もし、お医者さんなどから「ちょっと股関節の位置を指してみてください」と言われたら、自分の体のどのあたりを指すでしょうか。

足のつけ根のVラインのあたり？　それとも、お尻の左右のほっぺの下のへこんだところあたり？

じつはこれ、両方とも正解なのです。

股関節は、骨盤と大腿骨《だいたいこつ》との間の関節であり、人体のなかでもっとも大きな関節です。ただし、体のとても奥深いところでつながっているため、1か所を指して「ココ」と示すのが難しいのです。ですから、股関節を意識するときは、足のつけ根の鼠《そ》径部《けいぶ》からお尻の後ろ側にかけての「胴体と足がつながっているところ」を周囲全体ぐるりと頭に浮かべるといいでしょう。

私たちは、座るときも、立ち上がるときやしゃがむときも、この関節を〝支点〟にして体を曲げたり伸ばしたりしています。また、歩くときや走るときも、この関節を振り子のようにさかんに前後させて足を動かしているわけです。

さて、では、ご自身の股関節の場所を意識していただいたところで、質問がありま す。みなさんは股関節に違和感を覚えたことはありませんか？　たとえば、次のような症状に心当たりはありませんか？


「歩きはじめや立ち上がるときに、足のつけ根の奥にひっかかるような違和感がある」

「たまに鼠径部がピリピリしたりズキッとしたりすることがある」

「歩いているとき、なんとなく足の動きがしっくりしない。股関節に〝いつもと違うぎこちなさ〟を感じる」

「ときどきお尻の下あたりが痛むことがある」

「あぐらをかいたり正座をしたりするときに、股関節に違和感を覚える」

「たくさん歩いた後や運動した後に、股関節が痛んだりお尻がだるくなったりすることがある」

いかがでしょう。きっと、「ああ、言われてみれば、たしかにときどきそんなことがあるかな」という人も多いでしょう。

おそらく、最初のうちはこうした違和感があったとしても、足をいろんな角度に動かしたりしているうちにすぐに元通りに治ってしまうはずです。そのため、多少気にはなっても、「どうせ、たいしたことじゃない」と放置してしまっている人がほとんどなのではないでしょうか。

でも、じつはこうした違和感こそが股関節トラブルの〝第一歩〟なのです。

もしこうした不調がよくあるなら、すでに変形性股関節症の最初のステージである『前股関節症』になっている可能性大。たいした症状ではなくても不調を放置していてはいけません。その違和感は、関節内で骨同士がひっかかりやすくなっている証拠です。そして、股関節が悲鳴を上げはじめている証拠なのです。

『Vライン』『お尻の下』『中臀筋』が痛みの出る3大ポイント

股関節の悲鳴が現われる場所はだいたい決まっています。それは次の3か所です。

1　鼠径部（Vライン）――前側が痛むパターン
2　お尻のほっぺの下のへこんでいるところ――後ろ側が痛むパターン
3　お尻の横側（中臀筋《ちゅうでんきん》）――横の筋肉が痛むパターン

とくに違和感や痛みが現われやすいのは1と2で、前側だけが痛む人、後ろ側だけが痛む人、両側とも痛む人もいます。ただ、ほとんどの場合、不調が現われるのは左右どちらか一方です。3のお尻の横の筋肉の痛みやこりは、ある程度股関節の症状が進んでから現われるようになります。

いずれにしても、こうした部位に痛みや違和感を覚えるようになったなら、もう〝待ったなし〟のつもりで治療やケアに真剣に取り組むべきでしょう。

股関節の症状は長い時間をかけてよくなったり悪くなったりを繰り返しながら少しずつ進行していきます。最初のうちは「そういえばときどき痛むかな」という程度ですが、次第に動作をするたびに痛みや違和感が気になりはじめるのです。この段階では、「どうも痛いなあ」「調子が悪いなあ」という時期が一定期間続いていても、ある

股関節の位置と痛みが現われる3つの部位

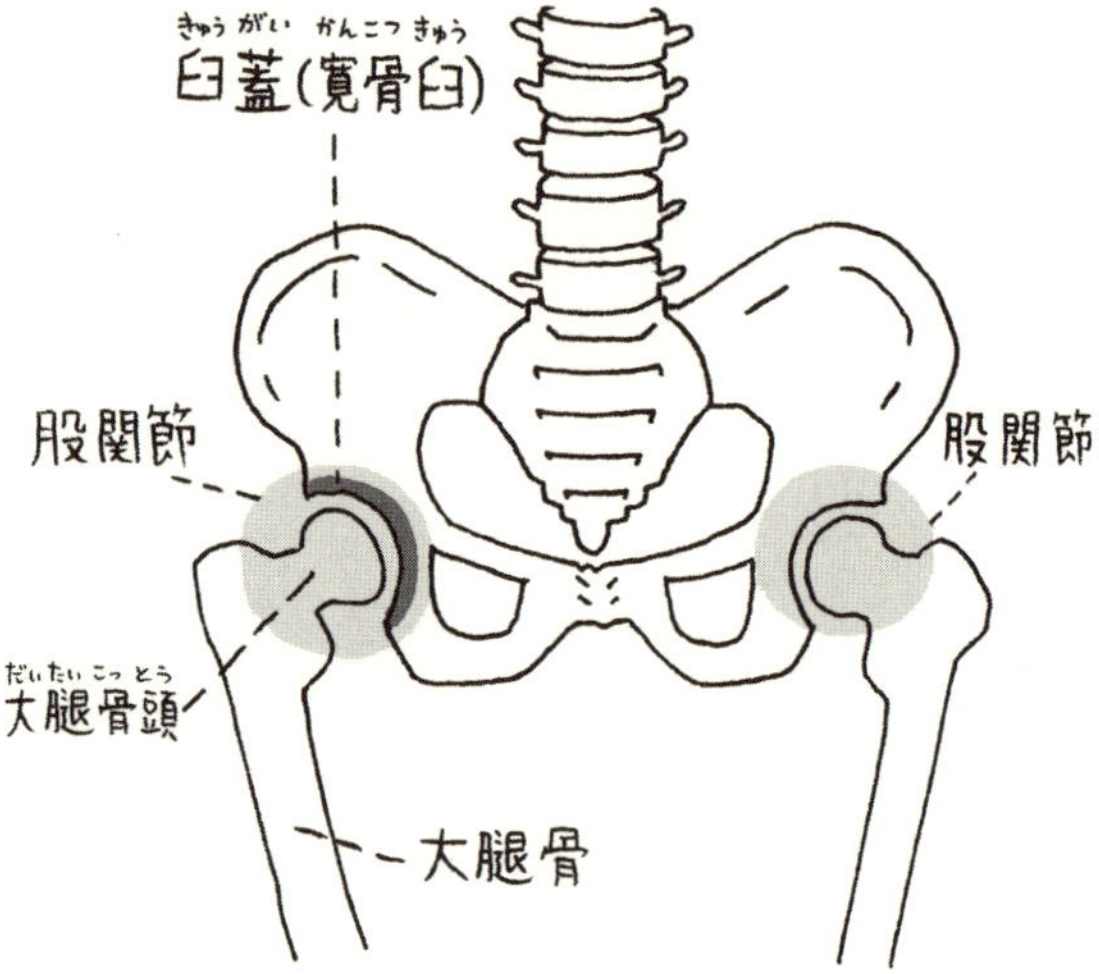

⇓

痛みが現われる3つの部位

※右股関節が痛い場合

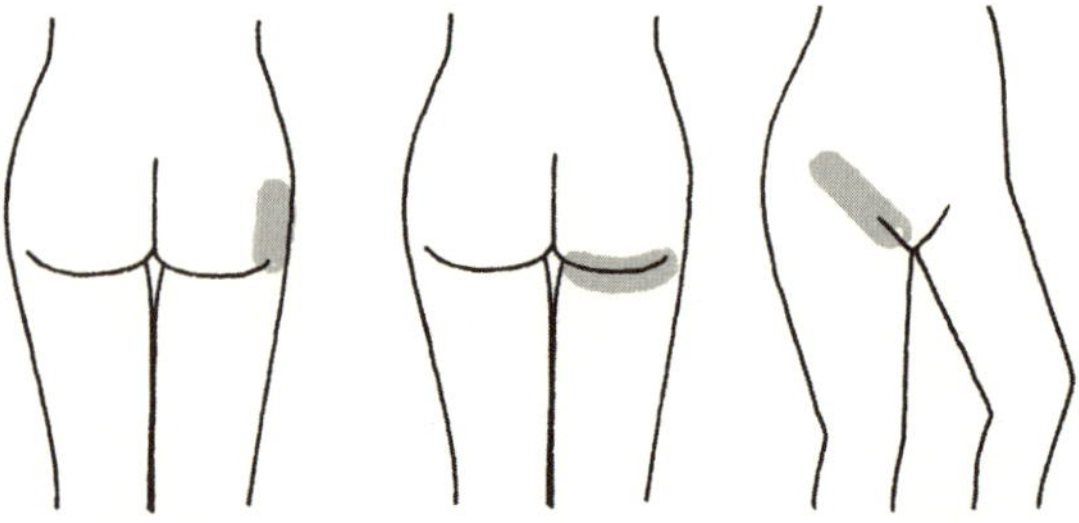

日気がついたら「あれ、もう痛くない」というようなことがめずらしくありません。また、しばらく調子がいいと思っていたら、忘れたころに再び痛くなってくることもあります。このように、『痛む時期』と『痛まない時期』を繰り返しながら、徐々に悪化していくものなのです。放置していると、だんだん『痛む時期』が長くなり、やがていつも痛むようになっていきます。

つまり、「いまは痛くないから、今度痛くなったときに対処すればいいや」というつもりでいると、どんどん状態が悪化していき、いつの間にかステージを進行させてしまうのです。

だから股関節に関しては、くれぐれも不調を甘く見ないことです。「あれ!? ヘンだな」と思ったら、もうそのときが治療やケアをスタートするときだと肝に銘じておくといいでしょう。

なかには結婚や出産をあきらめざるをえなくなった人も……

なお、私が「甘く見てはいけない」「治療やケアを早くしたほうがいい」とたびたび強調するのには大きな理由があります。

それは、先にも書いたように、股関節の不調を放置していると、ゆくゆくは足を引きずったり杖をついたりする事態になりかねないからです。かなり年をとってからそうなるならあきらめもつくかもしれませんが、30代、40代の若いうちに歩行に支障が出てしまうと、否応なくQOL（「Quality of Life」の略＝生活の質）の面でかなりの制限を受けることになってしまいます。まだ人生半ばだというのに、「やりたくてもできないこと」や「あきらめざるをえないこと」が多くなり、さまざまな面で大きな壁に阻まれることになってしまうのです。実際、30代で足を引きずるほどに股関節痛を悪化させてしまい、結婚や出産をあきらめざるをえなくなった女性もいらっしゃいます。また、足を引きずる姿を他人に見られたくないという思いから、家から一歩も外へ出なくなってしまった女性もいらっしゃいます。

後の章でくわしくご説明しますが、この本のテーマである変形性股関節症は、『前股関節症』→『初期』→『進行期』→『末期』という4段階のステージを経て進行していきます。各ステージの症状の目安をごく簡単に挙げておくと、だいたい次のようになります。

前股関節症――なんかヘンだなと違和感を覚える程度の段階
初期――痛みや不調で少し不便を感じはじめる段階
進行期――痛みがひどくなって、足を引きずりはじめる段階
末期――じっとしていても痛くて、手術を検討しなくてはならなくなる段階

もっとも、変形性股関節症では、全員がこの悪化の流れをたどるとは限りません。最初のステージの『前股関節症』から次の『初期』に移行するのは10年間で3人にひとり、また、『初期』から『進行期』に移行するのは10年間で3人にふたりとされています。つまり、いま『前股関節症』や『初期』の症状を感じていたとしても、全員が次のステージに進むとは限らない。股関節に不調を感じていたとしても、全員が足を引きずるようになるとは限らないわけです。

ただし――

ここは最悪の事態を想定して、しっかりと予防線を張っておくべきなのです。『前股関節症』から『初期』に移行するのが3人にひとりとはいっても、30％以上の高確

変形性股関節症が悪化していく流れ

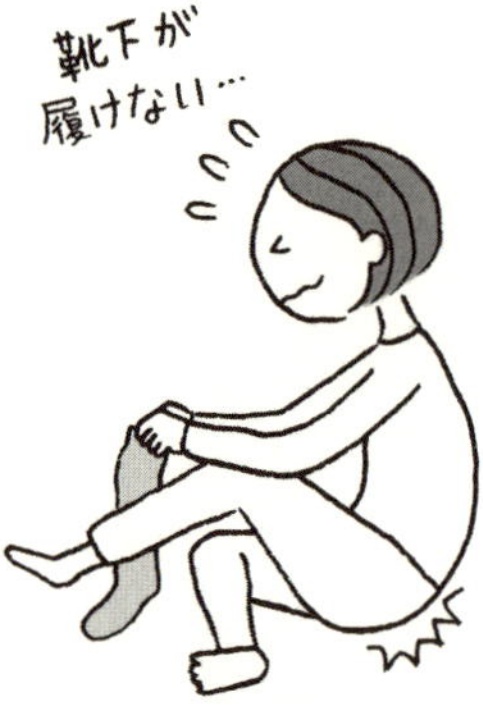

初期

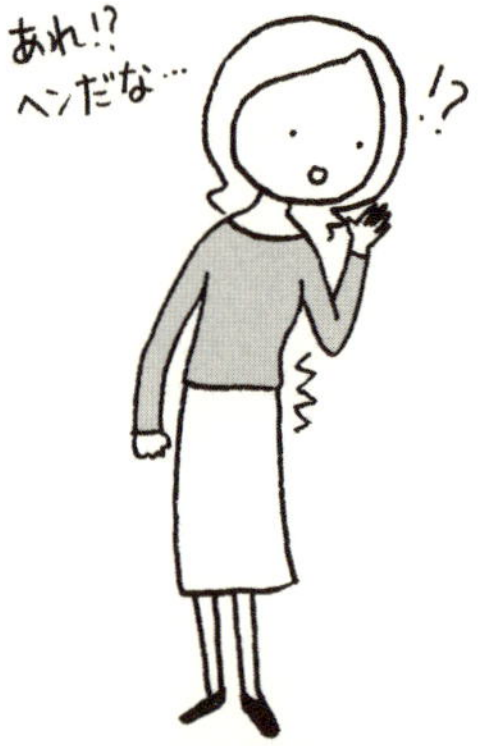

前股関節症

率です。あなたが3人のうちのひとりになってしまう可能性はもちろんあるし、そのまま進行すれば、あなた自身が足を引きずったり杖をついたりという状況に陥る可能性も十分考えられます。

　ですから、〝最悪の事態〟を招かないためにも、決して甘く見ることなく、股関節の不調に向き合っていかなくてはなりません。しかも『進行期』以降になると治療も難しくなってきますから、早い段階で治療やケアをスタートすることが大切。『前股関節症』や『初期』の段階でしっかりと問題に向き合って対処できるかどうかが運命を分かつカギなのです。

　では、みなさん、ここでもう一度、こ

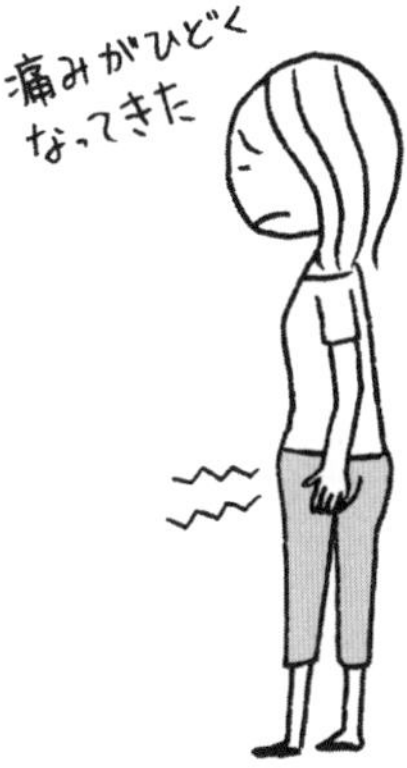

進行期

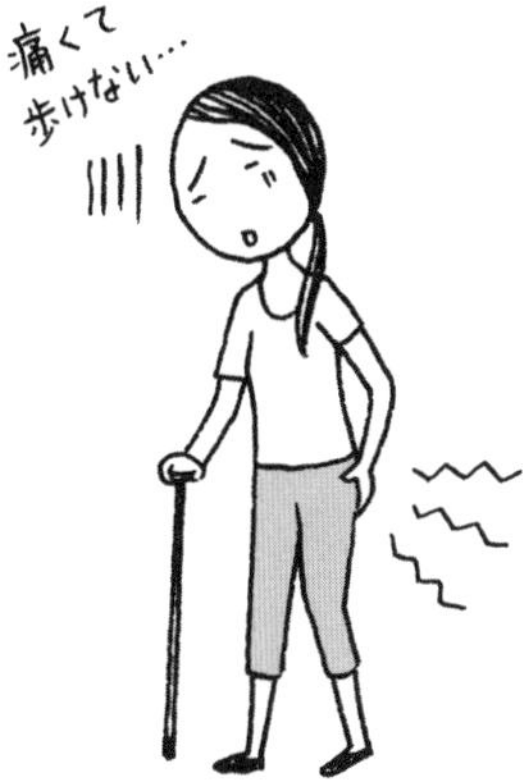

末期

の章の冒頭で挙げた〝違和感の例〟を見直してみてください。

歩きはじめや立ち上がったときなどに、股関節にひっかかったような違和感を覚えることはありませんか？　ときどき鼠径部やお尻の下がズキッとすることはありませんか？　歩いていて足の動きや股関節の動きがしっくりしないと感じることはありませんか？

じつは、このような〝ちょっとした股関節の不調〟を感じている人は、20代、30代の女性にとても多いのです。こうした不調を軽く見て放《ほう》っていると、若くして〝最悪の事態〟を招いてしまうかもしれません。

おそらく、「私は大丈夫かな」と不安になってきた方も多いのではないでしょうか。もし、ほんの少しでも不安を感じたなら、手をこまねいていてはいけません。不安の芽は早く摘み取るべき。みなさんも、すぐに股関節のケアをスタートして不安を吹き飛ばすようにしましょう。

日本人女性は遺伝的に股関節トラブルに悩まされやすい

ところで、股関節痛は日本人女性にとりわけ多い疾患であることをみなさんはご存じだったでしょうか。

日本における股関節痛患者は女性が9割。しかも、それには生まれつきの傾向、すなわち遺伝的問題が関係しています。

じつは、日本人の女性には股関節が浅くついている人が多いのです。股関節は『臼《きゅう》状関節《じょうかんせつ》』といって、骨盤のお椀形のくぼみに対し、球状の大腿骨先端部がはまる格好になっています。骨盤のお椀形のくぼみを『臼蓋』と呼ぶのですが、日本人女性はこのくぼみが浅い傾向があるのです。この状態を『臼蓋形成不全《きゅうがいけいせいふぜん》』と言います。そして、お椀のくぼみが浅いと、関節内で骨同士がぶつかりやすくなり、関節軟骨がすり減ってしまうのです。それで、変形性股関節症を起こす人がとても多くなるというわけですね。

ちなみに、欧米人の場合、変形性股関節症は80％が老化現象として現われ、若くして悩まされる人はほとんどいません。日本人の場合は70～80％が先天的要因からくるものであり、老化によるケースは少ないとされています。このことからも遺伝的に受け継いだ骨の形状が大きく影響していることがわかります。

ですから、もし血のつながっている家族や親戚に臼蓋形成不全や変形性股関節症で悩まされている人がいる場合は、「自分も股関節トラブルを起こしやすい体質を受け継いでいるんだ」と思ったほうがいいでしょう。

それと、もうひとつ気をつけなくてはならないのは、赤ちゃんのときに『先天性股《せんてんせいこ》関節脱臼《かんせつだっきゅう》』を起こした人です。

先天性股関節脱臼とは、生まれつき関節がゆるく、出生の前後に股関節がはずれてしまう現象のことを言います。母胎内で逆子の状態であったり、産道を通る際に圧迫されたりしたために股関節を脱臼してしまうのです。また、出生後、無理に股やひざを伸ばそうとして股関節を脱臼してしまうこともあります。そして、この脱臼も女の赤ちゃんに圧倒的に多く、赤ちゃん時にこれを経験した女性は、成長後に変形性股関節症になるリスクがたいへん高くなるのです。とくに、先天性股関節脱臼の経験者が中年以降になって股関節痛を訴えるケースが目立ちます。該当する方はハイリスク者であることをしっかりと自覚して、よりいっそう股関節ケアに力を入れる必要があるでしょう。

それにしても、どうして日本人女性ばかりこういうソンな目に遭うのでしょうね。「同じ日本人なのに、なぜ女にばかり多くて男には少ないの？　不公平だわ」といった声も聞こえてきそうです。

その理由は、まだ正確には解明されていません。

ただ、私が長年多くの方々の関節を診《み》てきて言えるのは、女性の関節は、男性よりもかなりやわらかくできているということ。股関節に限らず、関節のはまり方がゆるくてはずれやすいのです。それと、女性の骨盤は男性よりも横幅が広く、力学バランス的に見て上半身の荷重が股関節にかかりやすい形状になっています。あくまで私見ですが、こうした女性ならではの関節や骨格の特徴や傾向が複合的に影響しているのではないでしょうか。

現代では〝股関節を動かす機会〟がどんどん減ってきている

なお、股関節痛に悩む人が増えている背景には、先天的要因だけでなく後天的要因も大きく影響しています。いろいろな要因がありますが、なかでも私が問題だと考えているのは次の3つです。

1 長時間、同じ姿勢や悪い姿勢を続ける習慣があること
2 しゃがんだりかがんだりする機会が少なくなり、日常で股関節を動かさなくなったこと
3 毎日の生活のなかで歩かなくなったこと

それぞれ簡単に説明しておきましょう。
まず**1**は姿勢の問題です。近年は〝座りっぱなし〟〝立ちっぱなし〟のような状態

で仕事をする人が増えています。ほとんど一日中座ってパソコンとにらみ合っている人も少なくありませんし、背中を猫のように丸めて作業している人も目立ちます。でも、このように長時間同じ姿勢や悪い姿勢を続けていると、どうしても腰や肩などの特定部位に負担がかかることになり、こりや痛みなどのトラブルを招くことになってしまいます。そして、こういう状況が日常的に続くと、股関節にも悪影響がもたらされるのです。

とりわけよくないのは、同じ姿勢や悪い姿勢を続けることで腰の仙腸関節《せんちょうかんせつ》（47ページ参照）の動きが悪くなってしまう点です。後で改めて述べますが、仙腸関節と股関節はたいへん深いつながりがあり、仙腸関節の機能が低下すると連鎖的に股関節に不具合が起こりやすくなるのです。仙腸関節の動きが悪くなると股関節の動きもぎこちなくなって、関節内でひっかかりなどが起こりやすくなります。さらにそうした機能異常が、可動域を狭くしたり軟骨をすり減らしたりということにつながっていくわけです。

ですから、長時間前かがみの姿勢でデスクワークをしていたり、ずっと立ちっぱなしで作業をしていたり、何時間も休みなしで車を運転していたり……そういった腰にダメージを与えるような姿勢の習慣は、股関節にもダメージを与えると考えてください。実際、股関節痛に悩んでいる人には、腰痛を併せ持っている人が非常に多いのです。こうした腰痛と股関節痛の関係性については、後の章でくわしく述べることにしましょう。

次は2の〝日常で股関節を動かさなくなったこと〟についてです。

少し前の日本では、しゃがんだりかがんだりして股関節をしっかり折り曲げないと生活が成り立ちませんでした。和式トイレでしゃがんで用を足すのはもちろん、床をぞうきんがけするのも、薪《まき》でお風呂を沸かすのも、田んぼや畑で農作業をするのも、股関節を深く曲げないとできません。

でも、現代の暮らしはどうでしょう。股関節を深く曲げる機会は、とても少なくなりましたよね。トイレはほとんど洋式になりましたし、掃除は掃除機で手軽に済ませることができ、ぞうきんを使う人も減りました。毎日の家事にしても仕事にしても、ほとんどのことがわざわざしゃがんだりかがんだりしなくてもラクな体勢で済ませられるようになっています。

しかし、関節という器官は、使わずにいるとだんだん衰えてきてしまうもの。使わないでいるうちに関節が固まってしまい、動きが悪くなるものなのです。また、動きが落ちて可動域が縮小すると、関節内でひっかかりが生じたり軟骨がすり減ったりといった事態も起こりやすくなります。

要するに、昔に比べて股関節を使う機会が大きく減ってしまった現代の暮らしでは、人々の股関節機能がかなり衰えてきていると推測できるのです。現代の日本で股関節痛に悩む人が増えている背景には、こういう側面がかなり大きな影響を与えているのではないでしょうか。

さらに、股関節を使わなくなったということで言えば、3の〝歩かなくなった〟という点も由々《ゆゆ》しき問題です。

〝歩く〟という行為は、もっとも基本的な股関節運動です。それに、これも後で詳述しますが、股関節の可動域は歩くという行為を頻繁に繰り返すことによって正常にキープされていると言っても過言ではありません。歩くということと股関節の健康は切っても切れない縁で結ばれているのです。

股関節にとってのNG習慣とOK習慣

NG

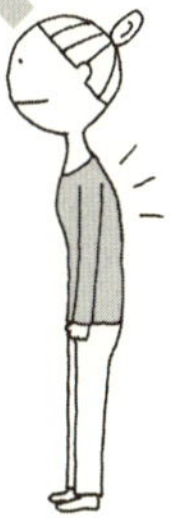

猫背など悪い姿勢の習慣

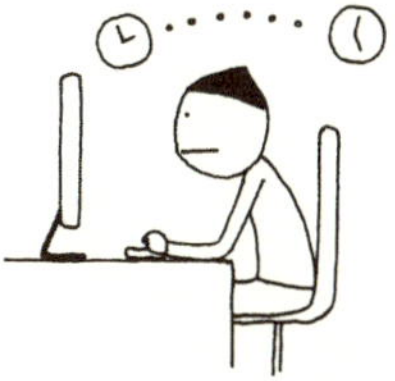

長時間同じ姿勢で作業を続ける習慣

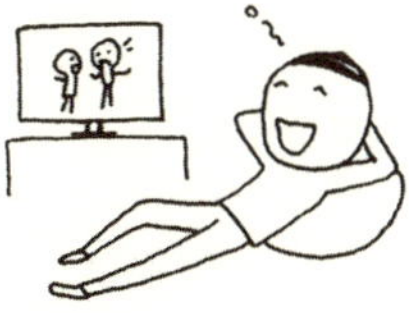

運動不足で歩くことの少ない習慣

OK

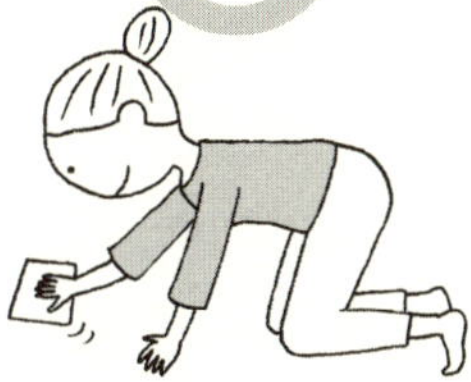

しゃがんだりかがんだりして股関節をよく使う習慣

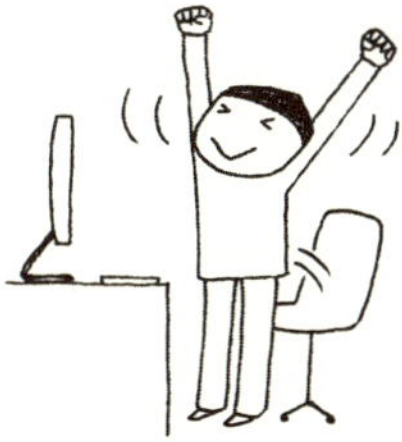

こまめに姿勢を変える習慣

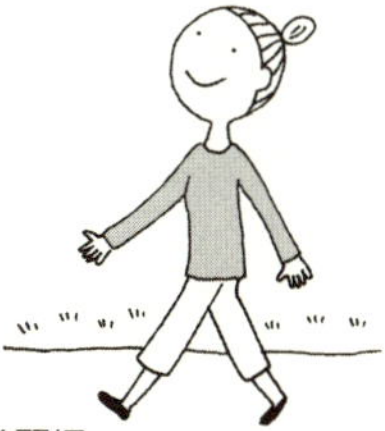

よく歩く習慣

しかし、現代人の多くは「歩かなくて済むなら、なるべく歩かない」という方向にどんどん流されてきているような気がします。歩いて10分もかからないスーパーへ車で買い物に行ったり、近くの取引先へ歩いて行くのを面倒がったり、駅などでもすぐにエレベーターやエスカレーターを探したり……みなさんのなかにも心当たりが多くある方がいらっしゃるかもしれません。

それに、情報ネットワーク化が進んだ現代では、商談やショッピング、さらには銀行の振り込みもみんなパソコン上でできるようになり、いろいろなことがわざわざ歩いて出向かずとも済むようになりました。その気になれば何日も出歩かずに家でじっとしていても十分生活ができます。こういうらくちんな生活にあぐらをかいてろくに歩かずにいたら、当然、股関節もほとんど使われません。つまり、日ごろから〝ろくに歩かない生活〟を続けていると、股関節の機能がどんどん衰えていく一方ということになってしまうのです。

整形外科で示されるのは『経過観察』か『手術』のふたつだけ

さて――

ここまで「股関節痛とはどういうもので、どういう人がなりやすいのか」についてざっと見てきました。変形性股関節症という疾患が「特別なものではなく、いつ自分の身に降りかかってもおかしくないものである」ということがおわかりいただけたのではないでしょうか。

では、みなさんはもし実際に股関節が痛み出し、不安を感じはじめたら、どういう対応をとりますか？　まず、病院の整形外科を訪ねるのがもっとも一般的な対応なのではないでしょうか。

しかし、じつを言うと整形外科を訪ねたことによって、よりいっそう迷いを深くしてしまう人が少なくないのです。

なぜなら、整形外科でつきつけられるのは、『経過観察』か『手術』かのふたつにひとつの選択だからです。

ここは少しくわしく説明しておきましょう。

経過観察とは、要するに「しばらく様子を見ましょう」と言って何もしないことです。痛みがひどければ、痛み止めを出したり、関節の動きをよくするためのヒアルロン酸を注射したりしてはくれますが、これらは当座をしのぐ対症療法にすぎません。当座をしのいだうえで、年に数回、定期的にレントゲン検査をして股関節の状態を確認していくわけです。

そして、数年から十数年もの長い間、経過観察で様子を見ながら、「関節の状態がかなり悪くなってきたら手術を検討しましょう」ということになります。

後述しますが、股関節の手術には大腿骨を切ってバランスを調整する『骨切り術』と、股関節に人工関節を埋め込む『人工関節手術』とがあります。どちらも全身麻酔による大手術。しかも、人工関節には15～20年という使用耐久年限があるうえ、手術を行なっても、完全に痛みが消えないケースもあります。ですから、患者さんは自分の年齢や痛みの進行具合を天秤《てんびん》にかけながら、かなりの覚悟と決断をもって手術に臨まなくてはなりません。

かいつまんで言えば、整形外科で提示される股関節治療のプランは、「いよいよダメになるまでは、多少痛かったり生活が不便だったりしてもまずはこのままで様子を見ましょう。それで、いよいよ耐えられない状態になったら手術に踏み切りましょう」というものなのです。

これにより、患者サイドは『経過観察』か『手術』かのふたつにひとつ、そのどちらかを選ぶという立場に置かれることになります。しかし、これは患者さんからすれば、「これから先、長い間痛みや不便に耐え、股関節痛に苦しめられていくか」、それとも「いちかばちかの勝負に出て、股関節にメスを入れるか」という二者択一を迫られているようなもの。言ってみれば〝どっちも選びたくない選択肢〟をふたつ提示されて、「さあ、どっちにする」と促されているようなものなのです。患者さんのなかには、「どのみち股関節の悩みとずっとつきあっていくしかない」「ギブアップして『もう手術して』って言うまでは、痛みに耐えて足を引きずって暮らしていくしかない」といったあきらめに似た受け止め方をする人も出てくることでしょう。

このように、股関節痛の患者さんには、整形外科を受診したことによってかえって深く悩んでしまう方が多いのです。『経過観察』か『手術』かの二択は、整形外科ではもっともオーソドックスな股関節痛の診療方針であり、いまも変わらずに行なわれています。みなさんのなかにも、ふたつの選択肢の板挟みになって悩まれている方が少なくないのではないでしょうか。

〝第3の道〟を進めば、何も怖くないし、何もあきらめなくていい

しかし――

みなさん、もう思い悩むことはありません。将来を悲観することもありませんし、『経過観察』と『手術』との間で揺れ動く必要もありません。

なぜなら、『経過観察』でも『手術』でもない、まったく別の股関節痛治療メソッドがあるから。『経過観察』か『手術』かのふたつにひとつではなく、自分から積極的に治していく〝第3の道〟があるのです。

それが、私が提唱する股関節痛治療法です。

この治療法、関節包内矯正を受ければ、前股関節症や初期の段階であればほぼ100%完治させることが可能です。進行期の段階になると完治とまではいきませんが、日常生活にまったく支障のない程度まで治すことができます。また、わざわざこの治療を受けに来なくとも、セルフケアで簡易矯正を行なうだけでも、かなりの効果を上げることができます。

ですからみなさん、決してあきらめないでください。

股関節痛は軽症の段階だと放置してしまう人が少なくありません。「どうせたいしたことない」と思って放っていたのが、症状がひどくなってきていざ病院に行くと、『経過観察』か『手術』かの二択をつきつけられ、「こんなはずじゃなかった」と大きなショックを受けることになるわけです。

みなさんのなかにもそういう方が多いと思いますが、早い段階で治療やセルフケアをスタートすれば必ずよくなります。この〝第3の道〟を進んでいけば、日々の痛みや生活上の不便に悩まされることもなくなりますし、将来どんな治療を選択するかで迷うこともなくなります。現時点で末期の段階の人でなければ、手術の必要もなくなるでしょう。

それに、股関節がちゃんと治ってなめらかに動くようになると、健康や美容などのさまざまな面でプラスの作用に恵まれます。これについても後でご紹介しますが、股関節の動きがスムーズになると全身の血流もよくなり、さらには他の関節の動きもよくなってくるので、心身が本来の若々しさを取り戻すのです。

だからみなさん、前を向いて、しっかり股関節の治療とケアに邁進《まいしん》しましょう。具体的にどんな治療やケアを行なえばいいのかは、次章でくわしくご説明していくことにします。

私は、股関節トラブルを防ぐには、患者さん一人ひとりのリスクマネジメントがたいへん大事だと考えています。股関節の違和感や痛みを甘く見ずに、適切な管理ケア（＝マネジメント）をしてさえいれば、いつまでも問題なく、正常な股関節をキープしていけるはずです。

そして、日々そうしたマネジメントを行なっていれば、足を引きずったり杖をついたりする不安を解消できるし、手術の不安もなくなります。そう、危機管理意識をしっかり持って治療やケアに取り組んでいけば、もう何ひとつあきらめなくていいし、何も怖れることはないのです。

Part

2

進行すると腰痛も併発!『股関節痛が起きるメカニズム』

人間の『土台』は5つのポイントで支えられている

みなさんは、股関節と腰の関節が非常に近い関係にあることをご存じでしょうか。たとえるなら、隣同士で住んでいる親戚のようなもの。お互いの行き来も頻繁で、何かトラブルがあれば団結するし、どちらかが傷つけばその傷をも一緒に分かち合う……そういう運命共同体的な関係にあるのです。

ですから、股関節のトラブルはたいてい腰のトラブルへとつながります。事実、股関節痛の患者さんには、腰痛を併せ持っている人がとても多いのです。股関節痛に悩まされている人のほとんどは、放っておくとじき腰痛にも悩まされるようになると言っていいでしょう。

腰痛のほうにはいろいろな原因があるので、腰痛持ちのすべてが股関節痛になるとは限りませんが、それでも腰痛から連鎖的に股関節痛を訴えるようになる人はかなりの数に上ります。股関節と腰は、それくらい緊密な縁で結ばれているのです。

このため、股関節痛が起きるメカニズムを理解するには、骨盤や腰椎《ようつい》を含めた腰全

土台を支える5つのポイント

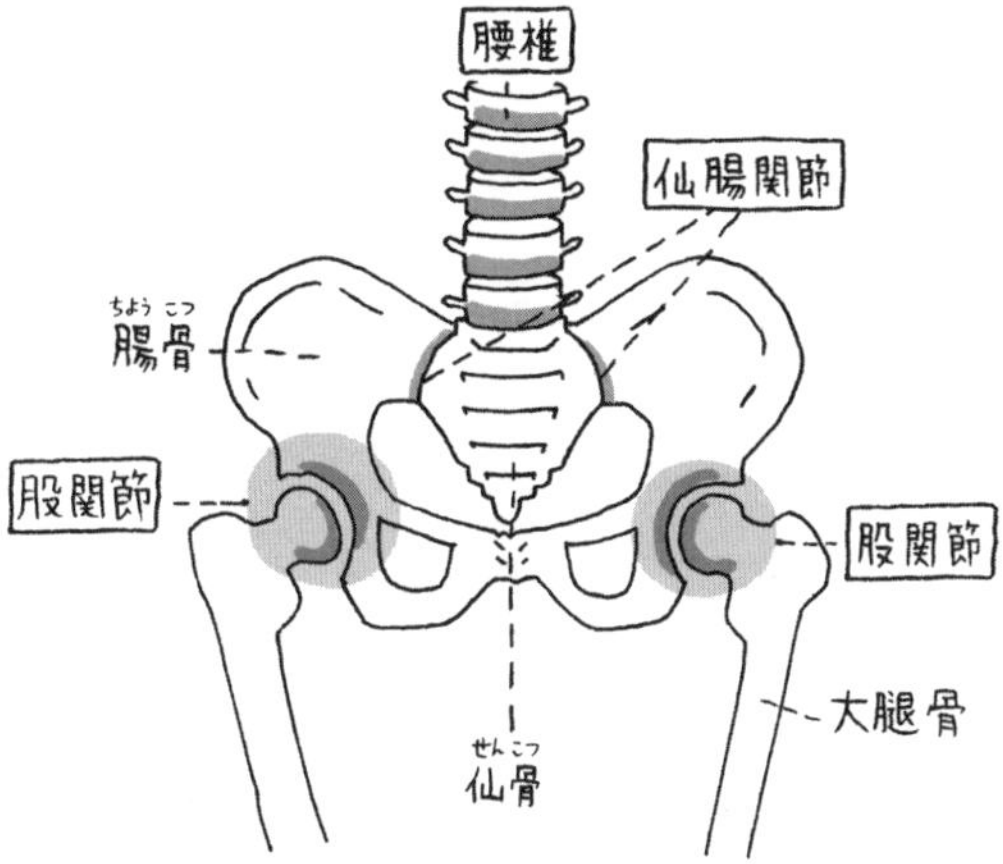

体の動きを広く見渡して考えていかなくてはなりません。

上の図を見てください。

おわかりのように、腰椎から骨盤、股関節にかけての骨格ですが、この図で表わした範囲が人間の体を支えている『土台』部分だと言っていいでしょう。

そして、この『土台』のなかでも、とりわけ荷重負荷がかかりやすいポイントがあります。そのポイントが上図で四角に囲まれた5か所。すなわち、背骨の腰椎と、骨盤の左右にある仙腸関節、それと左右の股関節です。

私たち人間の体は、この5か所で支えられているようなもの。立ったときに体をグラつかせずに安定させられるのも、歩いたり走ったりとさまざまな行動ができるのも、これら5か所の関節が連係してバランスをとり合い、しっかり『土台』を支えているからこそなのです。

仙腸関節と股関節はすべてをわかり合った兄弟のようなもの

なお、ここで仙腸関節について簡単に説明しておきましょう。私が過去に出した本を読んですでに仙腸関節の働きについてご存じの方も、もう一度ここで復習しておいてください。

仙腸関節は骨盤中央の仙骨と左右の腸骨との間にある関節で、前後左右に数ミリほど動きます。私はよく〝仙腸関節は全身のクッション〟という表現をしているのですが、数ミリの可動域が緩衝材的役割を果たすことで、腰にかかる荷重負担や外部からの衝撃を効率的にやわらげているのです。

ただ、この仙腸関節は、動きの幅が少ないためにたいへんひっかかりやすく、普段の姿勢が悪かったり、尻もちをついたりといったちょっとしたことで動きが悪くなってしまいます。さらに、仙腸関節の動きが落ちると、クッション機能が低下して荷重を受け止める力が弱まってしまうため、しわ寄せとして腰椎に大きな負担がかかるようになります。そして、腰椎への負担が増すと、やがて腰椎や椎間板《ついかんばん》が疲弊して腰痛を引き起こすようになっていくわけです。

ですから、腰痛を引き起こす大本の原因は、仙腸関節の機能異常にこそあるということになります。そして、それは仙腸関節の機能をちゃんと回復させれば、腰痛を治すことができるということ。私はこの点に着目して、仙腸関節を正常化する治療を行なうことで多くの方々の腰痛を治してきているわけです。私は、仙腸関節は腰だけでなく全身の関節をなめらかに動かすためのカギであり、人間の体のなかでももっとも重要な部分だと考えています。

——と、ここまでは、これまでの本でも繰り返し書いてきたこと。今回はここから先が重要なのですが、じつは、こうした仙腸関節の働きに、股関節が大きな影響を与えているのです。

それというのも、長く治療経験を積むうちに、仙腸関節と股関節とが相互扶助の関係にあることがわかってきたのです。具体的に言うと、右側の股関節の動きが悪くなると、右側の仙腸関節にも問題が起こるようになるし、左側の股関節の動きが悪くなれば左側の仙腸関節も問題を起こすようになる。さらに、仙腸関節の機能異常によって股関節の動きが悪くなることもある……。このように、どちらか一方にトラブルが起こると、もう一方もトラブルを起こすようになるケースがたいへん多いのです。

つまり、右側の仙腸関節は右側の股関節とセットで動き、左側の仙腸関節は左側の股関節とセットで動いているんですね。たとえば、歩いているとき、人は股関節を前後に動かしているわけですが、このとき股関節の動きに合わせて微妙に仙腸関節も動いています。だから、股関節が動けば、同時に仙腸関節も動く。股関節が調子を落とせば仙腸関節の調子も落ちてくる。先ほど、隣り合った家に住む親戚の例を挙げましたが、仙腸関節と股関節とは、まさにすべてわかり合っているし、すべてを分かち合いながら働いている兄弟のようなものと言っていいでしょう。お互いの動きはみんなわかっているし、お互いの存在なくしては生きていけないほどに、この両者は深い絆《きずな》で結ばれているのです。

そして、こう考えると、股関節痛の患者さんに腰痛を併発する人が多いのもうなずけます。片側の股関節の調子が落ちれば、自動的に同じ側の仙腸関節の調子も落ちてきます。その仙腸関節の不調により腰椎にかかってくる負担がどっと増え、そのうち苛酷《かこく》な荷重負担に持ちこたえられなくなると、腰が痛みという悲鳴を上げることになるわけです。

このように、人間の『土台』を支える5か所の荷重ポイントは、どれをとっても〝持ちつ持たれつ〟の関係にあり、どこか1か所に不具合が起これば、そのしわ寄せをどこかがカバーするような状態で均衡を保っています。どこか1か所が痛めば、ほかの4か所にも少なからず悪い影響が現われるのです。このため、仮に「右の股関節が痛い」というとき、「右の股関節だけ」を治療したとしても問題は解決しないということになります。

では、どうすればいいのか。もうおわかりですね。そう、股関節だけではなく、仙腸関節も腰椎も診て、トータルで『土台』の力を回復させていくべきなのです。

サビついた歯車を元通りに動かすことによって痛みをとる

それではここで、私がもっとも得意とする治療法『関節包内矯正』をご紹介します。既刊をお読みいただいてすでにご存じの方も、しばしおつきあいください。

『関節包』というのは、関節内で骨同士がおさまっている袋のことを指していて、この袋の内部は『関節液』という粘り気のある潤滑油で満たされています。さらに、骨の先端部は軟骨で覆われていて、衝撃をやわらげる役目を果たしています。このように、関節包内では骨同士がなめらかに動く仕組みが二重三重に備わっているのです。

しかし、こうした備えがあっても、体の重みがもろにかかってくる関節は、何十年も日々の荷重を支え続けるうちに関節のすき間（関節腔《かんせつこう》といいます）を狭くしていってしまうものなのです。また、悪い姿勢の習慣によってこのすき間がいっそう狭まってしまうことも少なくありません。関節腔が狭まれば、骨同士が互いにぶつかって軟骨がすり減ったり、骨同士が微妙にひっかかったりするようになります。すると、骨がぶつかる部分に痛みや違和感を覚えるようになったり、関節が本来動くべきところまで動かなくなったりするわけです。

つまり、腰、肩、股関節、ひざなどの関節トラブルでは、基本的に「関節腔が狭まって、骨同士がひっかかり、動きが悪くなること」によって痛みや可動域縮小などの問題が引き起こされているということになります。

関節の構造

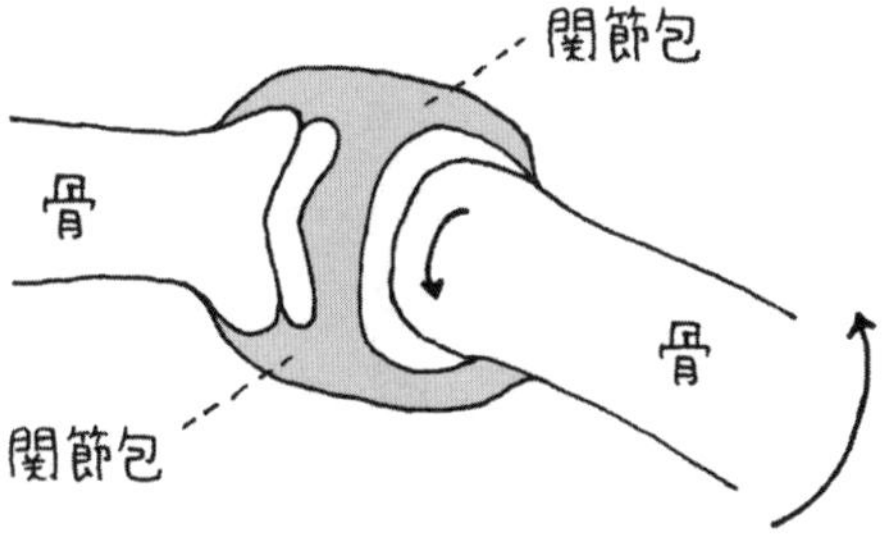

関節包内矯正は、こうした〝ひっかかり〟を手技で解消して、関節包内の骨同士がスムーズに動くようにする治療法なのです。関節腔を開いて十分なスペースを与えてあげると、骨がひっかかることもなくなりますし、可動域制限も解消されて、関節が本来動くべきところまで動くようになります。これを行なうことで、関節の痛みが消え、動きも以前に比べてグンとよくなるわけです。また、関節がスムーズに動く状態をそのままキープすることができれば、痛みが再発することもありません。

言ってみれば、関節包内矯正は、サビついて動きの悪くなった歯車を元通りなめらかに動かすことで痛みをとっていくようなものと言っていいでしょう。サビつきがとれて歯車がスムーズに動き出せば、自然に痛みは解消するものなのです。しかも、関節包内矯正ではひとつの歯車だけでなく、体全体の数多くの歯車を診ながら、トータルでちゃんと歯車がかみ合うようにしていきます。すなわち、関節という歯車のサビつきをとりながら、体全体をいつまでもなめらかに動くような状態へと整えていく――それが関節包内矯正という治療法なのです。

股関節と仙腸関節の両方に関節包内矯正を行なう

では、関節包内矯正の基本をおわかりいただいたところで、普段私たちが股関節痛の患者さんにどんな治療を行なっているかをご説明していきましょう。

先にお伝えしたように、股関節痛の患者さんには腰痛を併発している方が多く、股関節だけでなく、腰の仙腸関節の機能も落ちている可能性があります。そのため、私は、股関節痛の患者さんには必ず『股関節の関節包内矯正』と『仙腸関節の関節包内矯正』を両方セットで行なうようにしています。

たとえば、「右の股関節が痛い」という患者さんがいらしたなら、問診や理学的検査で全身の関節の状態を念入りにチェックしたうえで、右の股関節を開く関節包内矯正を行ないます。この場合、右足を抱えて横方向へ引っ張るのですが、股関節は強い力をかけないとなかなか動いてくれないため、グイッとかなりの力をかけて矯正することになります。

一方、仙腸関節の関節包内矯正のほうは、そんなに大きな力をかけずとも関節を開くことが可能です。こちらの場合は、お尻の仙骨部分に手で力を加え、仙骨の角度を微妙に調整しながら関節を正常化していきます。股関節痛の患者さんの場合、仙骨が左右に傾いていることも多く、こうした点も考慮しながら股関節や腰椎に負担がかからないバランスに直していくことになります。いずれにしても、これらは熟練の技術と長年の経験が必要となる施術です。

そして、これらの治療によって股関節と仙腸関節が正常に動く状態に回復すると、痛みが解消へ向かうわけです。

関節包内矯正の効果は、軽症の人ほどスピーディに現われます。変形性股関節症の場合、『前股関節症』や『初期』のステージであれば、ほとんど最初の1回の治療で痛みがとれてしまいます。治療前まで苦しめられてきた痛みが治療後きれいになくなっていることに対し、ものすごく不思議な顔をなさる方も多くいらっしゃいます。ただし、ステージが『進行期』に入ってしまっていると、少なくとも数回は受けていただくことになります。

なお、こうした治療の効果を物語るエピソードとして、当院に杖の忘れ物がたいへん多いことが挙げられます。股関節やひざなどが痛くて、杖をついてやってきた方々が、治療後、痛みが消えて調子よく歩けるようになったものだから、杖を置き忘れて帰ってしまうわけです。すっかり治ったせいか、忘れ物をとりにいらっしゃる方も少なく、おかげさまで当院には、ちょっとしたコレクションと言えるくらいの数の杖がたまっている次第です。

それと、治療についてもうひとつつけ加えておくと、私たちの場合、「痛みがとれたからそれでおしまい」ということではなく、それ以後も患者さんが関節を自分でケアしていくための『簡易版・関節包内矯正』のやり方を指導したり、正しい姿勢や正しい歩き方を指導したりといった点に力を注いでいます。やはり、関節の健康でいちばん大事なのは、患者さん一人ひとりが日々の生活のなかで自分の関節とどう向き合っていくかです。そして、こうした姿勢やセルフケアの面で生活の充実をはかっていくことにより、多くの患者さんが痛みの再発もなく、末永くなめらかに動く関節をキープできるようになっているのです。

セルフケアで股関節トラブルを撃退しよう

みなさんのなかにはいろいろな理由で関節包内矯正の治療を受けに来られない方も多いでしょうし、矯正治療を受ける前に「できるだけ自分の力でなんとかしたい」という方もいらっしゃることでしょう。そこで、セルフケアで股関節トラブルを解消するための『簡易版・関節包内矯正』のやり方をこの場でご紹介したいと思います。

この簡易矯正には『股関節バージョン』と『仙腸関節バージョン』の2パターンありますので、必ずふたつとも行なうようにしてください。私は、これらふたつの簡易矯正を毎日の習慣にすれば、『前股関節症』や『初期』のステージなら、これだけで完治させることも十分に可能だと考えています。少なくとも、毎日続けていれば着実に痛みはやわらいでくるし、可動域も回復へと向かうはずです。『進行期』の方も、痛みの緩和はもちろん、これ以上状態を悪化させないためにも習慣化されることをおすすめします。

また、いまは股関節に痛みがないというみなさんも、少しでも不安を感じているならば、ぜひこの簡易矯正を習慣にしてみてください。日々、関節腔を広げて正常可動域をキープすることになりますから、股関節痛と腰痛を非常に効果的に予防することになります。とりわけ、「赤ちゃん時に先天性股関節脱臼を経験した」「親兄弟や親戚に変形性股関節症で悩んでいる人がいる」などハイリスクの方々は、できるだけ若いうちからはじめるほうがいいでしょう。

▼簡易版・股関節の関節包内矯正

まず、4個の硬式テニスボールをご準備ください。そして、4個のボールをガムテープで縦横2個ずつの正方形状にくっつけます。ボールがずれないようしっかり固定するようにしましょう。なお、この際、透明なガムテープを使って固定すると、外観をきれいに仕上げることができます。

それと、両足を縛れるくらいの長さのひもや手ぬぐい、タオルなどを2本ご用意ください。もしも、ちょうどいい長さのひもがない場合は、ボールをくっつけるのに使用したガムテープで代用してもいいでしょう。足にぐるぐるっと2周くらい巻けば、この矯正に十分な強度を発揮してくれるはずです。

準備が整ったら、フローリングや畳などの平らな場所に腰を下ろし、用意したひもかテープで両足首をきつめに縛ります。

次に、固定した4個のテニスボールを手に取り、ひざを開いて股の奥にセットします。この際、ボールが左右の股関節を横へ押し広げるように感じられるくらい、できるだけボールを奥へ押し込むようにしてください。

ボールをセットしたら、もう1本のひもかテープを手に取り、今度はひざ下を縛ります。この際も、左右のひざ頭《がしら》がつくくらい、できるだけきつく縛るようにしてください。

さて、これで、股間に4個のテニスボールを入れて、足首とひざ下を縛った状態になったわけです。きっと、股間のボールによって股関節を左右へ広げるような力が働いているのが感じられることでしょう。その状態で、上半身を横たえ、仰向《あおむ》けになってください。足先は、両つま先を開いたときの角度が60度くらいになるようにしましょう。そして、できるだけひざと股間を締めるように力を込めながら、約5分間、仰向けの姿勢をキープします。

以上で矯正終了です。

おそらく、矯正中は、右の股関節は右横方向に引っ張られ、左の股関節は左横方向に引っ張られているような刺激を感じることでしょう。こういうベクトルで力をかけることが左右の股関節の関節腔を広げることにつながっていくわけです。最初のうちは太ももの内側に痛みを感じるかもしれませんが、1~2分もすれば、股関節がジワーッと広がっていくような感覚に変わっていくことでしょう。「5分」という時間はちょっと長く感じるかもしれませんが、他の関節と違って股関節は断続的に大きい力をかけていかないとなかなか動かないので、これくらい時間をかけてじっくり攻めていく必要があるのです。ただ、あまりやりすぎてもいけませんので、1回の矯正時間は長くても7~8分、1日の矯正回数は3回までにとどめておくことをおすすめします。

そして、できれば、次の『仙腸関節バージョン』と併せて、朝の起床後と夜の就寝前、1日2回行なうのを習慣にしてみてください。股関節の場合、他の簡易矯正と比

自分でできる　簡易版・股関節の関節包内矯正

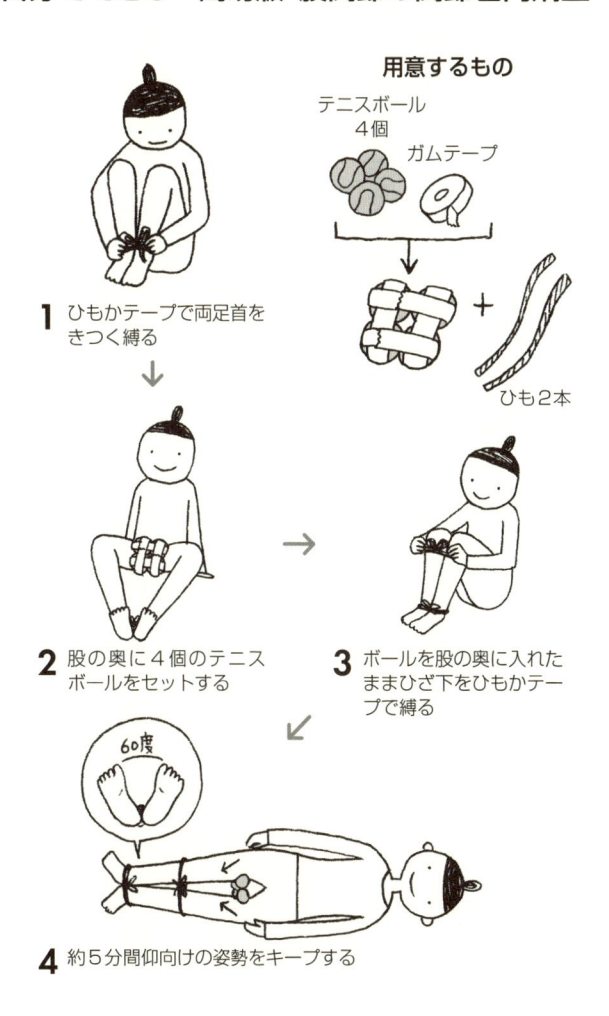

1 ひもかテープで両足首をきつく縛る

用意するもの

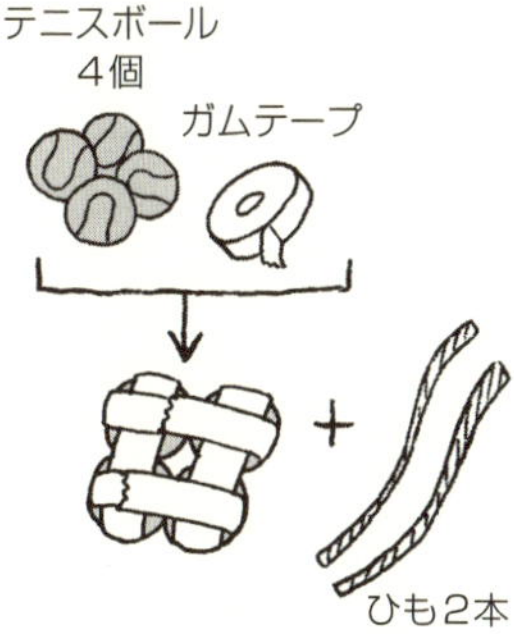

2 股の奥に４個のテニスボールをセットする

3 ボールを股の奥に入れたままひざ下をひもかテープで縛る

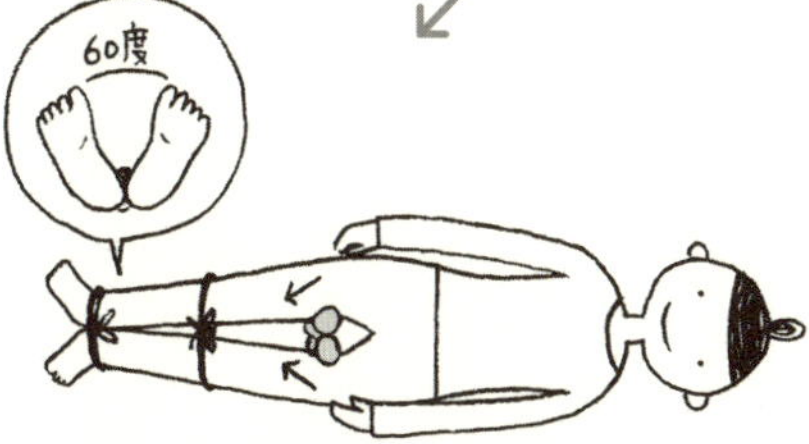

4 約５分間仰向けの姿勢をキープする

べると、その効果はゆっくりじわじわと現われてきます。しかし、日々行なっていれば、着実に股関節は広がっていきます。また、毎日続けていれば、この矯正を行なうたびに「股関節が広がっている」という感じが得られるようになっていくはずです。ぜひ、その〝感じ〟を大切にしながら、習慣として続けていくようにしてください。

▼簡易版・仙腸関節の関節包内矯正

仙腸関節の簡易矯正の場合は、2個の硬式テニスボールをご準備ください。そして、股関節のときと同様、2個のボールをガムテープでずれないように固定すれば準備完了です。

矯正はいたって簡単。まず、フローリングや畳などの硬い床の上に腰を下ろし、固定した2個のテニスボールを仙腸関節に当てます。次に、ボールの位置をずらさないように気をつけながら、そのまま仰向けに寝そべります。体重をボールにのせて仙腸関節が刺激されるのを感じながら、リラックスして仰向けの姿勢を1～3分キープ。もうこれで終了です。

なお、この矯正は、ボールをピンポイントで当てることにより、仙腸関節をゆるめ

自分でできる　簡易版・腰の関節包内矯正

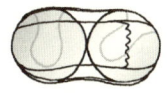

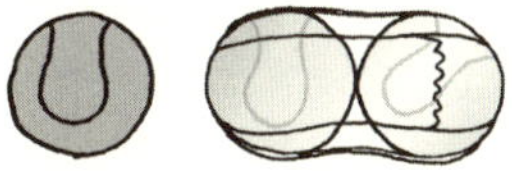

1 2個くっつけたテニスボールと1個のテニスボールを用意する

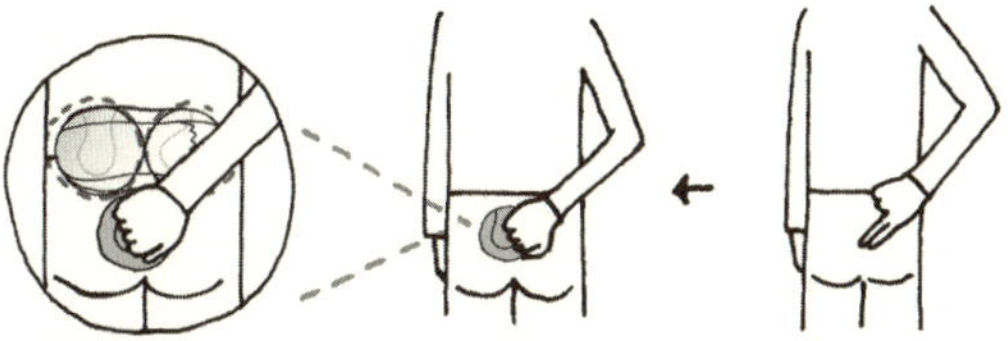

2 仙腸関節の位置を探す。まず、指先で尾骨の位置を探り、テニスボールを1個あてがう。その上に2個のテニスボールをセットすれば、仙腸関節に当たる。尾骨の位置に当てた1個のボールははずす

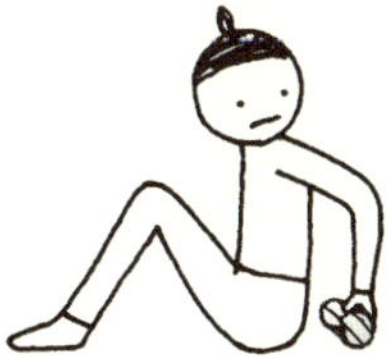

3 畳やフローリングなど、平らで硬い床に座り、仙腸関節の位置にボールをあてがう

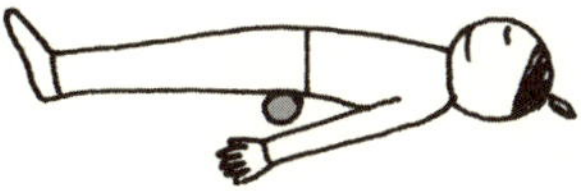

4 テニスボールの位置がずれないよう注意しながら、仰向けに。枕は使わず、リラックスして1～3分間この姿勢をキープ。痛すぎる場合は両ひざを曲げる

ることをねらいとしています。ですので、矯正の際はボールを当てる位置を間違わないようにしてください。

仙腸関節の位置を間違わないためには、もう1個テニスボールを準備しておくと便利です。まず、指でお尻の尾骨を探り当て、そこに1個のテニスボールを当てます。その1個のボールの上に、固定した2個のボールを横向きに当てれば、2個のボールの中心がちょうど仙腸関節の位置に来るはずです。そして、最初に当てた1個のボールをはずせば、あとは寝そべるだけで矯正ができることになります。

他の注意点も挙げておくと、矯正の際、必ず硬い床の上で行なうこと。ベッドやふとんの上では十分な効果を上げることはできません。また、枕は使わずに仰向けになるようにしてください。矯正時間は1回3分以内、1日3回以内。仙腸関節は繊細なので、あまり長くやりすぎるのはよくありません。

とにかく、もし股関節痛に加えて「腰も痛い」「腰のこりやだるさがつらい」といった悩みをお持ちであれば、この簡易矯正を続けることで不調が着実に消えていくはず。続けていれば、日増しに腰が軽くなっていくことでしょう。さらに、仙腸関節の動きがよくなってくれば、股関節にも相乗的にプラスの効果が現われてくるようになります。股関節の簡易矯正とセットにして、起床後と就寝前の1日2回、毎日の習慣にしてしまうといいでしょう。

坐骨神経痛による足のしびれや痛みも解消する

これまで述べてきたように、関節包内矯正を受けたり、簡易版・関節包内矯正でケアをしたりすれば、股関節と仙腸関節の正常可動域をキープすることができます。これにより股関節と仙腸関節という骨盤の大小の歯車がなめらかに回り出せば、痛みに悩まされることもなくなるし、足腰がよりスムーズに動くようになるでしょう。

でも、みなさんが受ける恩恵はそれだけではありません。

他にも、足のしびれ、足腰の冷え、下半身太り、お尻の垂れ……こういったさまざまな悩みや不調が解消へ向かうのです。

では、副次効果として、どのような〝いいこと〟が起こるのか、ここで簡単にご紹介しておきましょう。

まず、足のしびれや痛み、いわゆる『坐骨神経痛《ざこつしんけいつう》』です。

みなさんよくご存じのように、坐骨神経痛は、お尻や太もも、ふくらはぎ、足先などにしびれや痛みを訴える症状です。しびれや痛みがひどくなってくると、変形性股関節症と同じように「足を引きずったり、杖をついたりする状態」になることもめずらしくありません。

もっとも、股関節トラブルによって坐骨神経痛が起こることはありません。股関節痛ではしびれなどの症状は出ないのです。足のしびれや痛みが起こるのは、あくまで腰椎のトラブルが原因です。お尻から足にかけての下半身の神経は腰椎部分の脊髄《せきずい》から出ているのですが、その大本の腰椎の部分の神経がヘルニアなどによって圧迫されるため、お尻や足にしびれなどの症状が現われるわけです。

ただ、股関節痛と腰痛は併発することが多いため、股関節痛と坐骨神経痛との両方に悩まされている患者さんはとてもたくさんいらっしゃいます。なかには、股関節が痛くて一方の足を引きずり気味なうえ、その足に腰痛からくるしびれや痛みなどの症状が現われている方も少なくありません。こうなると、〝弱り目にたたり目〟のようなもので、いつも痛みを警戒しながらおそるおそる歩くようになってしまいます。

しかし、関節包内矯正や簡易版・関節包内矯正によって股関節と仙腸関節を正常に動かしていけば、こうした坐骨神経痛の問題をも克服できるのです。股関節と仙腸関節の機能異常を正してなめらかに動くようにすれば、腰椎にかかる荷重負担がグッと少なくなり、ヘルニアの神経圧迫などの問題が解消へ向かいます。これにより、お尻や足のしびれや痛みが軽くなったり消えたりするようになるわけです。

坐骨神経痛のしびれや痛みの程度は、ほんのちょっと腰椎に対するプレッシャーが減っただけで大きく違ってきます。それまで軋《きし》んでうまく動かなかった股関節と仙腸関節の歯車がストレスフリーで動き出すようになれば、腰椎にとってはかなり大きなプレッシャーの減少になります。そして、腰椎が完全にプレッシャーから解き放たれると、ヘルニアもすっかり引っ込んで、もう『しびれ』や『痛み』といった悲鳴を上げなくて済むようになるのです。

ですから、坐骨神経痛にお悩みのみなさんは、とにかく股関節と仙腸関節の機能を回復させて、腰椎の負担を減らすことを第一に考えてください。また、「明らかに腰痛によって足腰にしびれがきていて、股関節には問題がない」という人も、股関節と仙腸関節をセットでケアしていくといいでしょう。

先にも述べたように、腰椎、仙腸関節、股関節はどこかが痛めばどこかがカバーするという〝持ちつ持たれつの関係〟で骨盤という『土台』を支えています。だから、どれかひとつを治すのではなく、みんな一緒にケアしていくほうが必ずいい結果に結びつくのです。

〝血流の関所〟を開くと、足腰の冷えに悩まされなくなる

次は、冷え性についてです。みなさんのなかにも、足の冷えやお尻の冷えにお悩みの方が多いのではないでしょうか。

仙腸関節と股関節に関節包内矯正や簡易版・関節包内矯正を行なうと、こうした冷えの悩みも解消します。

なぜなら、全身、とくに下半身の血流がよくなるからです。

そもそも、仙腸関節と股関節は、両方とも上半身と下半身を往復する血管が集中している血流の要衝です。とりわけ仙腸関節にはたくさんの血管が集中していて、その血管の多くが股関節の後ろ側を通って下半身へと向かっています。しかも、この両者

は血液を下半身に送るポンプのような役割を果たしています。すなわち、歩いたりかがんだりして股関節と仙腸関節を動かすたびに血管を収縮させて、その作用によって血液をさかんに送り出しているのです。

ですから、仙腸関節と股関節の動きがよくないと、下半身への血流が滞りがちになり、末梢《まっしょう》の血流が悪くなって冷えに悩まされるようになります。逆に、仙腸関節と股関節の動きがよくなれば、下半身へさかんに血液が送られるようになり、足先まで血液が行き渡って冷えが解消するのです。

ちなみに、ずっと冷えに悩まされていたという患者さんに関節包内矯正を行なうと、とても劇的な治り方をすることがよくあります。というのは、仙腸関節や股関節を開くと、そのとたん体中からいっせいに汗が吹き出すのです。汗が出るのは、血行が回復して体温が上昇した証拠。実際、そうした患者さん方は、口々に「体が急にポカポカしてきた」「下半身に火がともったみたいに温かくなった」とおっしゃいます。なかには、診察台のシーツが濡《ぬ》れるくらい汗びっしょりになる方もいらっしゃいます。つまり、仙腸関節と股関節という〝血流の関所〟が塞《ふさ》がっているのと開いているのとでは、血行はもちろん、体温や代謝の高さも驚くほど違ってくるものなのです。

さらに、こうして血行が回復すると、腹部の内臓にもすみずみにまで新鮮な血液が運ばれ、酸素や栄養が行き渡るようになります。それによって、さまざまな内臓の動きがよくなってくるのです。後で改めて述べますが、腸の動きがよくなって、「便秘が解消した」「胃腸の不快感がなくなった」という人もいますし、子宮や卵巣の動きがよくなったせいか、「生理不順や生理痛などの婦人科系の悩みが解消した」という人もいます。また、肌細胞の末端までくまなく血液が行き渡るせいか、「肌荒れをしなくなった」「肌の血色がよくなった」「お化粧のノリがよくなった」といった美容上の悩みが解消した話もよく耳にします。

このように、上半身と下半身をつなぐ関節が開いてなめらかに動くようになると、体のいろんな〝歯車〟がいい方向へ動き出すものなのです。

下半身のダイエットやヒップアップにも効果大

それともうひとつ、ダイエット効果についても触れておきましょう。みなさんも大いに関心がおありですよね。

関節包内矯正や簡易版・関節包内矯正を行なって、仙腸関節と股関節とがなめらかに動くようになると、自然におなかやお尻、太ももなどの脂肪が落ちて、下半身がすっきりと引き締まる人が少なくありません。

なぜ、このような効果が現われるのか。それは、仙腸関節と股関節が〝腰の深層の筋肉を動かすホットライン〟の役割を果たしているからです。

仙腸関節から股関節にかけては『腸腰筋《ちょうようきん》』という太い筋肉が走っています。この腸腰筋は、胴体と大腿部とを体の奥深いところでつないでいる筋肉。また、このインナーマッスルは仙腸関節と股関節の動きに連動していて、これらの関節の動きがいいと活発に使われ、これらの関節の動きが落ちているとほとんど使われないという特徴を持っています。

そして、おなか、お尻、太ももなど、下半身に脂肪がつくかどうかには、じつは腸腰筋がどれくらい使われているかが大きく関わっているのです。

要するに、『仙腸関節＝股関節』というホットラインがしっかり機能していれば、腸腰筋がよく使われるようになり、おなかやお尻、太ももなどの筋肉もよく動いて、熱を生み出すために余分な脂肪がどんどん使われるようになる。すると、これらの部分のエネルギー代謝がアップして、たるみがとれて引き締まっていく。すなわち、おなか、お尻、太ももなどについていた脂肪が落ちて、次第に下半身全体がすっきりとシェイプアップされていく――こういうメカニズムが働くようになるわけです。

また、逆に『仙腸関節＝股関節』のホットラインが機能していないと、腸腰筋が使われず、代謝が落ちて、下半身に余分な脂肪がたまりやすくなってしまいます。下半身が太るかやせるかには、〝土台の大小の歯車〟が正しく機能しているかどうかが大きく影響していたわけですね。

なお、仙腸関節や股関節をちゃんと使えているかどうかは、お尻の筋肉にいちばんよく現われます。これらの関節をちゃんと動かして使っていると、大臀筋や中臀筋などのお尻の筋肉が盛り上がってくるのです。男性であれば、しっかり筋肉のついたたくましいお尻になりますし、女性であればキュッと締まった美しいヒップラインになっていきます。

じつは、お尻のフォルムの美しさは、股関節の動きと非常に深いつながりがあるのです。このつながりについても改めて述べますが、お尻の垂れでお悩みの方は、ヒップアップのためにも簡易版・関節包内矯正を習慣にして普段から関節をケアしていくことをおすすめします。

『土台』の大きい歯車と小さい歯車をスムーズにかみ合わせよう

ここまで、股関節と仙腸関節という〝土台の歯車〟を回すことの大切さについて解説してきました。これらの〝歯車〟をスムーズに回しておくことが、痛みの問題だけでなく健康や美容上のいろいろな問題につながっていることがおわかりいただけたのではないでしょうか。

ですからみなさん、ぜひ積極的に関節包内矯正や簡易版・関節包内矯正を行なって、自分自身で〝土台の歯車〟を管理するようにしてください。〝歯車〟がひっかかったりサビついたりしないよう、普段からケアをしていきましょう。

ケアマネジメントをするにあたって、いちばん大事なのは〝大小の歯車〟をセットで動かして回すようなつもりで臨むことです。

そもそも、股関節と仙腸関節とでは、〝歯車のひっかかり方〟の傾向にだいぶ違いがあります。

仙腸関節のように『動きが小さい関節』は、ひっかかりが起こりやすいうえ、その異常に気づきにくい傾向があるのです。仙腸関節の場合、ひっかかりができても違和感も痛みもありません。このため、ひっかかりに気づかないまま長い年月を過ごしてしまい、関節が固まってしまうケースが多いのです。一方、股関節のように『動きが大きな関節』では、ひっかかることはそう多くありません。そして、ちょっとしたひっかかりでもたいていは気づきます。肩関節などもそうなのですが、動きの大きい関節にひっかかりができると「どうもなんかヘンだな」という違和感を覚えやすくできているのです。それに、そのひっかかりは、手足を動かしたり回したりしているうちに自然に解消してしまうことも少なくありません。このため、ヘンだということになんとなく気づいているのにもかかわらず、ついつい放置して、状態をみすみす悪化させてしまうケースが多いのです。

つまり、〝土台の大小の歯車〟のうち、小さい歯車のほうは、ひっかかっても気づかずに悪くしてしまうことが多い。大きい歯車のほうは、ひっかかりに気づいていても悪くしてしまうことが多いわけです。しかも、大小どちらか片方の歯車が悪くなると、もう一方の歯車も引きずられるように悪くなっていく……。どちらかがサビついてくれば、もう一方の歯車もサビついていくわけです。

だから、両方セットで面倒をみるつもりでケアマネジメントをしていくほうがいいのです。大きい歯車と小さい歯車、この両方がスムーズにかみ合うようになって、はじめて自分の体の『土台』をしっかり支える態勢が整うと思ってください。そして、その〝土台の歯車〟がスムーズに回っている状態をできるかぎり長くキープしていくようにしましょう。

何事もそうですが、基盤となる『土台』がしっかりしていれば、いろいろなことがうまく運ぶようになります。いつも体を調子よく動かすことができる『土台』が整っていると、多少のトラブルが起きてもグラついたり転んだりしないようになり、人生のいろいろな局面で安定感が出てくるのです。おそらく、体の〝土台の歯車〟がしっかりかみ合うと、人生の〝歯車〟もうまくかみ合うようになるものなのではないでしょうか。

Part

3

変形性股関節症は手術をしなくても十分治せる!

『股関節チェックテスト』で自分の現状を把握しよう

この章では、変形性股関節症の各ステージの症状や対処法をくわしく見ていくことにしましょう。

先の章でも述べたように、股関節の症状は、よくなったり悪くなったりを繰り返しながら、中長期的にゆっくりと進行していきます。「たいしたことないから」と放置していると、いずれ後悔することになるかもしれません。そうならないためには、自分の股関節の〝いまの状況〟を正しく把握して、できるだけ早くケアなどの対処をスタートすることが大切になります。

では、まずはみなさんの股関節のいまの状況を把握するためのチェックテストにトライしてみましょう。次の20の項目のうち、「自分によく当てはまる」と思うものに☑をつけてください。

グループ	チェック	項目
A	☐	鼠径部やお尻の下のあたりに違和感がある
A	☐	このごろ、なんでもない低い段差や障害物に足をひっかけて、つまずいたり転んだりすることが多くなってきた
A	☐	歩くとき、股関節にひっかかるような違和感がある
A	☐	歩きはじめの一歩のときに股関節に痛みを感じることがある
A	☐	たまにたくさん歩いたり、久しぶりに運動したりすると、その後決まって股関節の調子が悪くなる
A	☐	あぐらをかいたり、正座から立ち上がったりするときに股関節に痛みや違和感を覚えることがある
B	☐	片方の足の上がる範囲、動く範囲があきらかに狭くなってきた
B	☐	体を深く曲げて足先を触ることができず、足の爪を切ったり靴下を履いたりする作業がつらい

B

- ☑ 自分では気づかなかったのに、周りの人から「足を引きずっている」と指摘されたことがある
- ☑ 歩いているとき、突然足の力が抜けるような感じになることがある
- ☑ 股関節に痛みがあって、ジョギングのように軽快に走ったり、階段を急いで上り下りしたりができなくなってきた
- ☑ お尻の横側の筋肉に、ときどきだるさやこり、痛みを感じることがある

C

- ☑ ときどきだった痛みがいつも痛むようになってきた
- ☑ 股関節が痛くて、他人のテンポに合わせて歩くことができない
- ☑ 痛いほうの足を引きずり気味になってきた
- ☑ 階段の上り下りができない。股関節が痛くて、手すりを頼りにゆっくり足を運んでも上り下りするのがつらくなった

☐	和式トイレで用を足すのがつらい。股関節が痛くてしゃがむことができない	C
☐	あきらかに足を引きずるようになり、杖がないと歩けなくなった	C
☐	左右の足の長さを比べると3センチ以上違う	D
☐	洋式トイレで用を足すのがつらい。股関節が痛くて座ることができない	D

結果はどうでしたか?

これらのうち、(A)の項目に多くチェックがついた人は『前股関節症』の段階に相当します。また、(B)の項目に多くチェックがついた人は『初期』の段階です。さらに、(C)にチェックがついた人はすでに『進行期』に入っていることになります。(D)にチェックがついた人は、最終段階の『末期』にまで進んでしまっていると見ていいでしょう。

それでは、それぞれのステージにおいて、股関節にどのような異変が現われて、それに対していったいどのように対処していけばいいのか。よりくわしく見ていくことにしましょう。

【前股関節症】
大きなリスクの〝小さな芽〟を無視してはいけない

▼症状&傾向

前股関節症はもっとも早い段階で現われる変形性股関節症のステージであり、『前期』『股内障《こないしょう》』といった呼び方をされる場合もあります。

このステージの大きな特徴は〝股関節の違和感〟です。

先にも紹介したように「ときどき股関節がピリピリしたり、ズキッとしたりする」「歩くときにひっかかるような感じがする」といった違和感を自覚している人は要注意です。こうした違和感は、〝痛み〟というほど大げさなものではなく、たとえ一瞬「痛ッ」と感じたとしても十分耐えられる程度のものです。とくに動作のスタート時に違和感を覚えることが多く、歩きはじめたときや立ち上がったとき、座ろうとしたときなどに「あれっ⁉」と気になるケースがよく見られます。また、運動した後やたくさん歩いた後などに、股関節にだるさや軽い痛み、動きの悪さなどの不調感を覚えることもあります。

みなさんのなかにも、「そう言えば、以前そんなことがあったっけ……」という人が多いのではないでしょうか。もともと股関節がひっかかりやすい日本人女性であれば、年齢に関係なく、ほとんどの人がこうした違和感を経験したことがあると言ってもいいでしょう。

ただ、これも先に述べたように、とても多くの人がこうした症状を「きっとたいしたことじゃないだろう」と放置してしまっているのが現状です。股関節の違和感や痛みは、股関節内でひっかかりが生じたために引き起こされているわけですが、この段階におけるひっかかりは、足を動かしているうちに自然に解消してしまったり、しばらく休んでいるうちに元通りになったりするケースがほとんど。ひっかかりが解消すれば、違和感や痛みも消えますので、疲れや気のせいにして、うやむやのまま放《ほ》ったらかしにしてしまう人が多いわけです。

変形性股関節症の4つのステージ

1 前股関節症

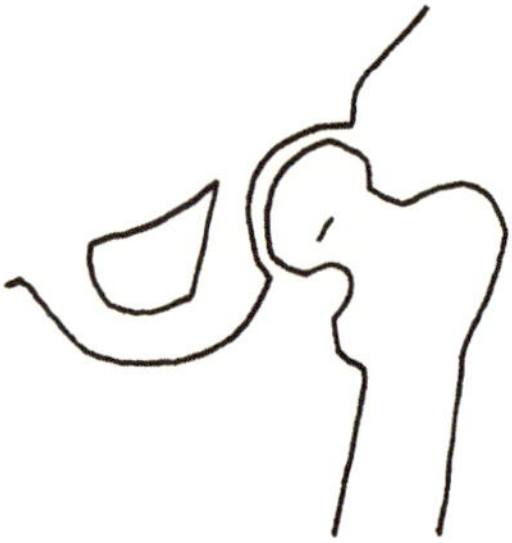

関節のすき間は保たれている。画像検査では異常らしい異常が見つからないことが多い

2 初期

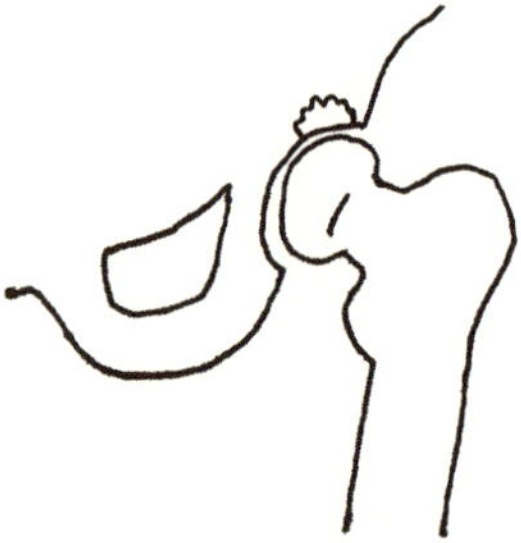

関節のすき間が狭くなってきて、ぶつかり合う部分が骨硬化して白く写るようになる

3 進行期

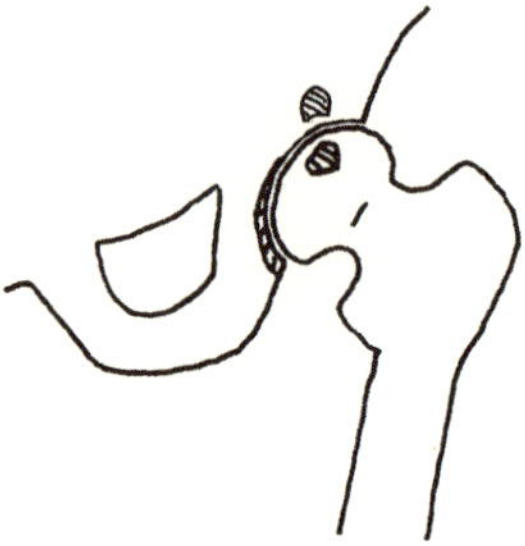

関節のすき間がなくなってきて、骨嚢胞《こつのうほう》、骨棘《こつきょく》など骨の変形が見られるようになる

4 末期

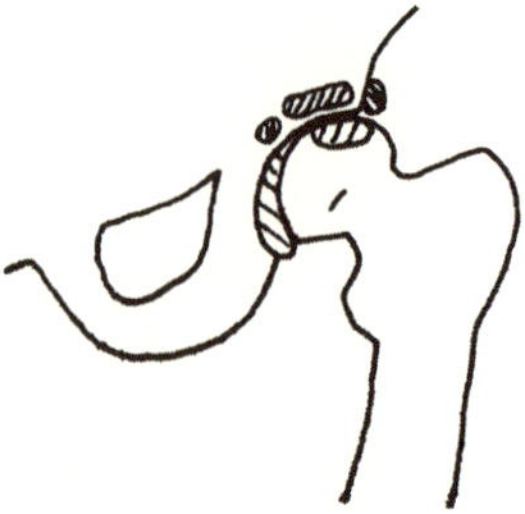

関節のすき間がほぼ消失。骨の変形がひどくなり、骨と骨がくっついたような状態になってしまう

また、たとえ「なんだか股関節の調子がおかしいな」と思って、整形外科を受診したとしても、医師から「異常なし」と言われてしまうこともあります。それというのも、前股関節症の段階だと、レントゲン検査をしても画像上では異常らしい異常が見つからないことが多いからです。もちろん、先に述べた臼蓋形成不全が見られたり、少し関節のすき間が狭くなっていたりということはありますが、この前股関節症の段階では軟骨も十分に残っていますし、関節可動域にもまだ目立った異常は見られません。それで、医師からも「大丈夫、気のせいでしょう」などと言われてしまうこともめずらしくないのです。

しかし――

繰り返しますが、この段階の違和感や痛みを甘く見てはいけません。

前股関節症の症状は、股関節リスクの〝芽〟のようなもの。放っておくと、その出たばかりの〝芽〟が気づかぬうちに生長し、いずれ取り返しのつかないほどの大きなリスクに育ってしまうかもしれません。

だから、〝小さな芽〟を無視してはいけないのです。先にも紹介したように、前股関節症の症状がある人のうち、約30％の人は10年以内に次の初期のステージに移行します。初期になれば、痛みを感じることも多くなってきますし、あきらかに可動域制限も出てきて、少しずつ日常生活に不便を覚えるようにもなってきます。つまり、自分がその30％のなかに入っているつもりで早め早めの対策をとっていかないと、リスクの〝芽〟がどんどん大きくなっていってしまうかもしれないのです。とくに、臼蓋形成不全の人や遺伝的素因のある人など、もともとハイリスクの方々は、その〝芽〟が大きく生長してしまう可能性が極めて高いと思っておくほうがいいでしょう。

ですから、過去に一度でも股関節に違和感を覚えたことがあるのであれば、「自分はもう股関節痛の予備軍なんだな」というくらいの自覚を持つべきだと思います。違和感を覚えるのは、徐々に関節のすき間が狭まって、股関節がひっかかりやすくなってきている証拠です。決して「気のせい」でも「疲れのせい」でもありません。

すなわち、股関節に違和感や不調感を覚えるようになったなら、もうのんびり構えていてはいけません。自分の股関節にリスクの〝芽〟が出ているということにしっかりと〝目〟を向けるべき。そして、できるだけ早い段階でケアをはじめるべきです。

▼対処法

では、前股関節症の段階ではどのような対処法をとればいいのか。私はやはり前章で述べた『簡易版・関節包内矯正』を早いうちに習慣にしてしまうことを強くおすすめいたします。

前股関節症の違和感や不調感であれば、『簡易版・関節包内矯正』を行なうことで100％解消させることが可能です。股関節バージョンと仙腸関節バージョンを一緒に行なって、リスクマネジメントをしていくようにしてください。

もちろん、実際に私のところで関節包内矯正を受けていただければ、1回でほぼ違和感も解消するし、ステージを進ませないための予防策にもなるのですが、痛みの少ないこの段階ではまだそれほど必要はないと思います。

それに、この前股関節症のステージでは、治療を受けるよりもセルフケアで股関節を管理する習慣をつけることのほうが大事です。後の章でも体操やマッサージなどのセルフケアをいろいろ紹介していますので、『簡易版・関節包内矯正』を〝必須〟の習慣として、自分がやりやすい方法をいくつか組み合わせていくといいでしょう。

それと、普段から「よく歩くこと」を心がけてください。

これは変形性股関節症のどのステージにも言えることですが、股関節は歩かないと動きませんし、動かさないでいると可動域が狭まってどんどんトラブルを起こしやすくなってしまいます。逆に、日ごろからよく歩いて股関節を使っていると、可動域をキープでき、トラブルが起きたり症状が進んだりするのを未然に防ぐことができます。

ですから、日々せっせと歩く習慣がとても大事になってきます。正しい歩き方のコツも後ほど紹介しますので、「股関節トラブルは歩いて防ぐ」というつもりで「正しく歩くこと」「よく歩くこと」に取り組んでみてください。

そして、前股関節症の段階でこうした股関節のケア習慣やよく歩く習慣を身につけてしまえば、もう心配する必要はありません。

とにかく、〝リスクの芽〟や〝不安の芽〟は小さなうちに摘み取ってしまうのがベストです。普段からこうしたリスクマネジメントをしていれば、そういった〝悪い芽〟をすべてきれいに摘み取ってしまうことができます。そうすれば、きっと股関節トラブルと無縁なまま、これからの人生を過ごしていくことができると思います。

【初期】
――この段階で正しい選択ができるかどうかが最大のカギ

▼症状&傾向

初期は、多くの人が「どうも股関節の調子がおかしい」と意識しはじめる段階です。また、「ともかく一度、整形外科を受診してみようか」と、腰を上げる人が多くなる段階でもあります。

そして、整形外科で股関節のレントゲン検査をすると、あきらかな異常が写るようにもなります。関節のすき間が狭くなっているのが画像でもわかり、骨同士がぶつかり合う部分が骨硬化して白っぽく写るのです。頻繁にぶつかり合っているために軟骨の部分が摩耗《まもう》して、硬くなってしまっている状態です。こうした状態が画像で確認されると、『変形性股関節症の初期ステージ』という診断を下されることになります。

では、普段の生活ではどんな症状が現われてくるのか。

いちばん大きな特徴は、股関節にあきらかな可動域制限が現われてくる点でしょう。毎日の暮らしのちょっとした動作のはしばしに〝股関節の動かなさ〟を感じるようになってきます。

具体例を挙げると、「靴下を履いたり脱いだりするとき」「ペディキュアを塗るとき」「あぐらをかくとき」「正座をするとき」「おじぎをしたり、地面のものを拾ったりするとき」「靴ひもを結ぶとき」……こうした動作をとろうとするときに、片側の股関節に動きの悪さや曲がりの悪さを感じるのです。

また、知らず知らず動きの悪い側をかばうようになって、歩き方が不自然になってくることも少なくありません。なかには、自分では普通に歩いているつもりでいたのに、他人から「なんか歩き方がヘンだよ」「どうしてそっち側の足をかばっているの？」といった指摘を受けることもあります。それに、思うように足が上がらなくなるため、何でもないような平らな場所で転んでしまったり、低い段差や障害物に足をひっかけたりすることも多くなります。歩いているときや立ち上がったときに、突然片側の足に力が入らなくなるような感じに見舞われることもあります。そういうふうに、股関節のすき間が狭まって動く範囲が限られてくると、生活のさまざまな面で不便な思いをするようになってくるのです。

動きの悪さだけではありません。痛みや違和感も、これまでより頻繁に覚えるようになってしまいます。

先に挙げたような「股関節を曲げ伸ばしする動作」をするたびに鼠径部やお尻の下

が痛むという人も多いですし、股関節に大きな力がかかった際に〝ズキッ〟という感じの痛みが走るという人も多くなります。とりわけ目立つのは「ジャンプをすると痛い」「走ると響くように痛い」「階段を上り下りするときに痛い」といった訴え。股関節の関節腔が狭まっているため、強い衝撃がかかるたびに骨同士がぶつかり合って痛みが走ることになるわけです。

もっとも、なかには「股関節の動きの悪さは感じていても、痛みはほとんど感じない」という人もいます。さらに、「ちょっと前まではけっこう痛みがあったけど、最近は痛くなくなった」という人もいますし、「痛い時期と痛くない時期が交互に訪れている」という人もいます。

つまり、痛みの出るパターンは、わりと人それぞれ。痛みが現われたり現われなくなったりするのには、股関節内でぶつかり合う骨同士が摩耗したり変形したりすることによって、うまい具合に骨と骨の間にすき間ができることが影響していると考えられています。骨同士がうまくすり減ってくれたおかげで骨の動くスペースができ、痛みがやわらいでくることもなくはないわけです。ただ、たとえ痛みに悩まされずに済んでいたとしても、大きな局面で見れば、変形性股関節症のステージが進んでいることに変わりはありません。

それと、初期の段階になると、お尻の横側の中臀筋にだるさやこり、痛みなどを訴える人も出てきます。股関節の動きが悪くなってくると、中臀筋にしわ寄せが出て、ここの筋肉ばかりが酷使されるようになります。このため、使いすぎ状態となってこの部分に異常を訴えるようになるのです。なお、この中臀筋の症状は、進行期になるといっそう進んでくることになります。

このように、初期段階に入ると「あきらかにこれはおかしい」と判断するしかない症状がいろいろと現われてきます。しかし、人は嫌なことに目をつぶりたくなるものなのか、症状が出ているのにもかかわらず、様子を見ようとしたり、「どうせたいしたことない」と高をくくって放置してしまったりする人も少なくないのです。

先にも述べたように、変形性股関節症は、初期段階でしっかり対処しておかないと、10年内に30%の人が進行期へと移行することになります。そして、進行期になると一気に問題が深刻になり、日常生活にも大きな支障が現われてくるようになります。初期の段階ならまだ後戻りができますが、進行期に入ってしまうと、もう後戻りがきかない状況になってくるのです。ですから、初期の段階であることがわかったなら、「もう自分はかなり危険な崖《がけ》っぷちに立たされているんだ」というくらいの危機感を持ったほうがいいでしょう。様子を見たり放置したりというのは絶対に禁物です。一人ひとりが「自分の股関節には異常がある」という事実に気づき、その事実をしっかりと受け止めて、少しでも早くケアや治療をスタートすることが必要なのです。

そこで、股関節の異常を自分でチェックできる簡単なテスト方法をここで紹介しておきましょう。

このテスト方法は2通りあり、いずれも仰向けになってひざの曲がり具合を見るものです。ですので、それぞれ「ひざ曲げテスト①」「ひざ曲げテスト②」と呼ぶことにします。

【ひざ曲げテスト①】

まず、平らな場所に仰向けになって、片方の足を上げ、ひざ下を両手で抱えるようにします。

次に、手に力を込めて少しずつ反対側の胸に近づけていきます。右ひざを抱えているなら左側の胸に、左ひざを抱えているなら右側の胸に近づけていくわけです。背中と両肩を床につけたまま、できるだけひざを胸に近づけられるようにがんばってみてください。そして、左足、右足、両方とも行なって、胸への近づき具合に左右でどれくらい差があるかを比べます。

これでテスト終了です。股関節に問題がなければ、左右とも問題なく反対側の胸に近づけることができるはずです。股関節に異常がある場合は、必ず左右差が出てきます。「左足はわりと胸に近づけられるけど、右足はそんなに近づけられない」といったように、異常がある側の足を深く曲げられなくなるのです。曲がらない側の足を無理に力を入れて深く曲げようとすると、股関節に痛みを感じる場合もあります。もし、このテストであきらかな左右差や痛みが出た場合は、すでにステージが初期に入っている証拠と判断していいでしょう。

しかも、この「片側のひざを深く曲げられない」という傾向は変形性股関節症のステージが進むほど大きくなります。ステージが進行期に入ると、悪いほうの足は、床に対して90度くらいまでしか曲げられなくなります。末期になると、がんばっても60

ひざ曲げテスト①

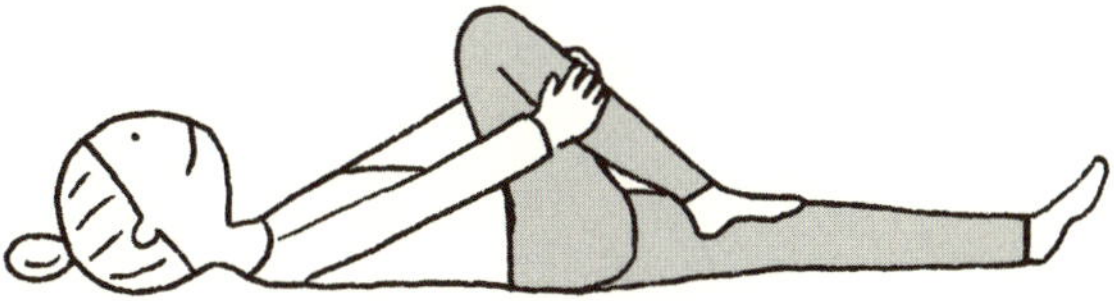

1 仰向けになって片足のひざ下を両手で抱える

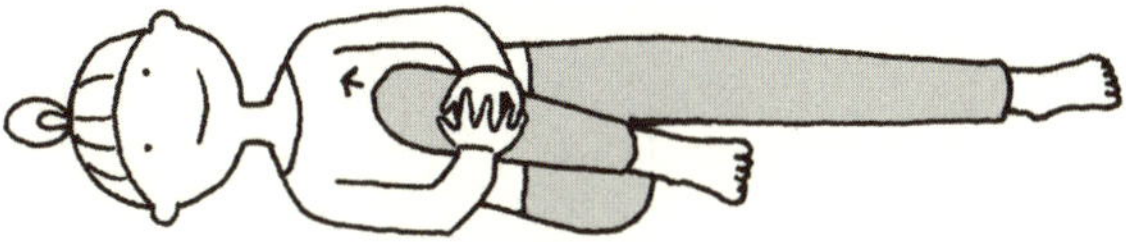

2 手に力を込め、ひざを反対側の胸に近づけていく。左右両方行ない、差を比べる

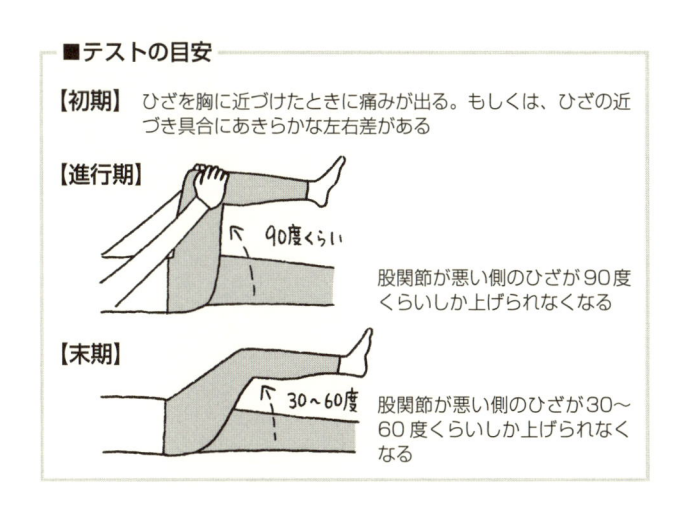

■テストの目安

【初期】 ひざを胸に近づけたときに痛みが出る。もしくは、ひざの近づき具合にあきらかな左右差がある

【進行期】

股関節が悪い側のひざが90度くらいしか上げられなくなる

【末期】

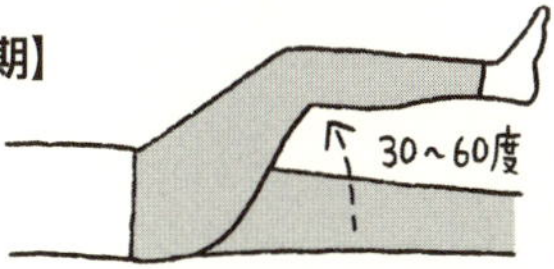

股関節が悪い側のひざが30～60度くらいしか上げられなくなる

度くらいまでしか曲げられないことが多くなり、かなり悪化すると、痛くて30度か40度しか曲がらないようになってくるのです。

【ひざ曲げテスト②】

ふたつめのひざ曲げテストも仰向け姿勢で行ないます。

まず、片側の足のひざを曲げ、その足首をもう一方の足のひざ上にのせてください。上から見ると、数字の「4」のような形になります。

次に、曲げたほうの足のひざを床に向けて垂直に押していきます。この際、パートナーなど誰かにひざを押してもらうと簡単にできるのですが、ひとりで行なう場合はひざの上まで手を伸ばして、垂直の力を加えていくようにしましょう。そして、こちらの場合も左右両足とも行なって、押したときの状態を比較します。

これで終了。ひざを押したときに、股関節に痛みが走るなら、その側の股関節にトラブルがある証拠です。ステージが初期に入っていれば、ひざを押したときにズキッとした痛みを鼠径部やお尻の下側に感じることでしょう。なお、ステージが進行期や末期に入ると、ひざを曲げようとするだけで股関節が痛み、曲げたほうの足の足首を

ひざ曲げテスト②

※押したときに股関節に痛みが走るならトラブルがある証拠

〈ひとりで行なう場合〉

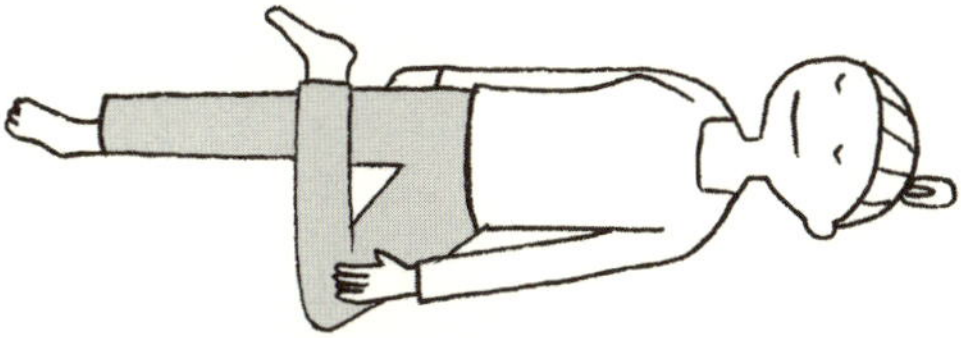

1 片方の足首をもう片方のひざの上にのせる

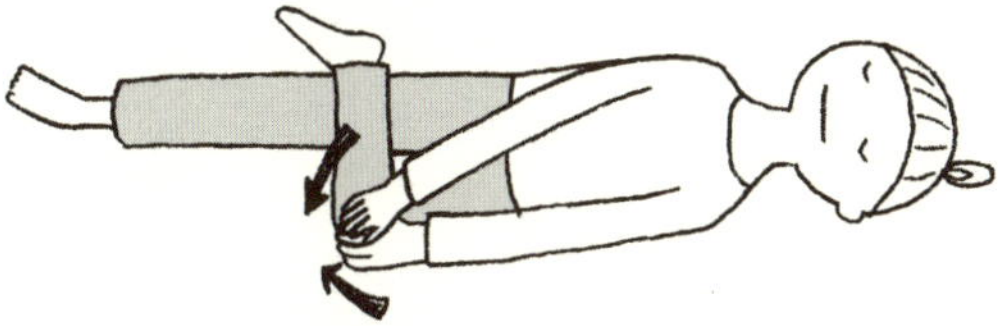

2 曲げたひざに手をかけ、床に向けて垂直に押す。これを左右とも行なう

〈パートナーに手伝ってもらう場合〉

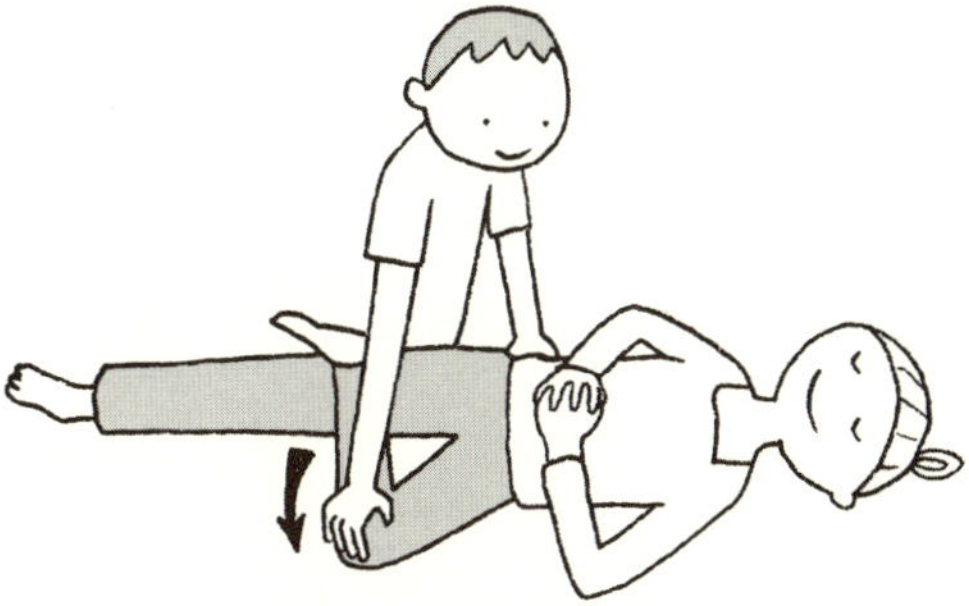

パートナーに曲げたひざを垂直方向に押してもらう。左右両方とも行なう

もう片方の足のひざ上にのせる行為さえできなくなります。

いかがでしょう。

どちらも簡単にできるので、股関節が少しでも気になったなら両方とも行なってチェックしてみるようにしてください。そして、テストの結果、「やっぱり異常がある」ということがわかったなら、その結果を真剣に受け止めて、すみやかに治療やケアをはじめるようにしましょう。

▼対処法

では、変形性股関節症のステージが初期に入っていることが判明した場合、いったいどんな対策をとっていけばいいのか。

この問題で、注意点として真っ先に挙げておくべきは、「整形外科医の言葉に惑わされない」ということではないでしょうか。

先述のように、股関節トラブルでは、初期の段階で医者にかかる人がいちばん多くいらっしゃいます。ただ、整形外科にかかって変形性股関節症の診断が下ったのはいいとして、そこで医師から提示される〝治療方針〟が問題なのです。前にも述べましたが、多くの整形外科の場合、「治療法は、『経過観察』か『手術』かのふたつにひとつ。初期のステージでは手術をするには時期尚早だから、しばらくこのままで様子を見ていきましょう」といった治療方針を伝えられることになります。まあ、当座の痛みをやわらげるくらいの処置はしてくれるでしょうが、要するに「いよいよ悪くなったら手術をするけど、それまではずっと痛みや生活の不便を我慢していくしかないですよ」といった方針を伝えられるわけですね。

私はこうした治療方針は、根本的に間違っていると考えています。このような言葉を鵜呑《うの》みにして何もしないままでいると、みすみす股関節の状態を悪くしてしまいます。何年も経過観察を続けているうちに、初期が進行期になり、進行期が末期になり……どんどん状態を悪化させてしまうことになるでしょう。ステージが進めば進むほど治療が難しくなり、末期ともなれば本当に手術を受けるしかないといった状況に追いやられてしまいます。

しかし、違うのです。『経過観察』か『手術』かのふたつの道しかないという考えがそもそも間違っているのです。

なぜなら――

もう、みなさんはおわかりですね。

そう、これまで述べてきたように、初期段階の変形性股関節症であれば、関節包内矯正を受ければほぼ100％治すことができます。よしんば、関節包内矯正の施術を受けることができなくても、『簡易版・関節包内矯正』をはじめとした股関節ケアを励行していれば、かなり高い確率で治すことが可能なのです。そういう〝第3の道〟〝確実に治すことのできる道〟があるのにもかかわらず、整形外科の提示を真に受けて、いたずらに時を過ごして悪化させてしまうのは、とてもバカらしいことだとは思いませんか？

ですから、もし初期ステージであることが判明したなら、「様子を見ましょう」「しばらく経過観察を続けてみましょう」といった言葉に惑わされることなく、積極的に股関節のケアや治療へと舵《かじ》を切っていただきたいのです。

繰り返しますが、初期の段階であれば、ほぼ100％治すことができます。痛みもとれるし、可動域も広げられます。動きの悪かった股関節もなめらかに動くようになりますし、毎日の生活のはしばしで感じていた不便さもなくなります。この段階でしかるべき治療やケアマネジメントを行ないさえすれば、病状がこれ以上進行するのを防ぐのはもちろん、「元通りの動ける体」「元通りの痛まない体」に回復させることができるのです。

しかし、これが進行期に入ってしまうと、「100％治る」「完全に回復する」とは言えなくなってきます。進行期になると関節内の骨の変形が激しくなるのですが、関節包内矯正を行なっても変形してしまった骨までは治すことができません。このため、「できるだけ痛みを少なくして、日常生活に支障がないようにする治療」を行なうことが主眼となってきます。つまり、完全に治すことができるのは初期段階まであって、進行期以降はある程度病気とつきあっていくことを前提に治療やケアを行なっていくということになるわけです。

ですから、この初期のステージでどういう進路へ舵を切るかが極めて大事になるのです。ここでどういう道を選択するかが、治るか治らないか、先々苦労するかしないかのカギを握ると言っていいでしょう。

みなさん、ここで道を間違えないでください。股関節治療の道は『経過観察』か『手術』かのふたつしかないわけではありません。

道を決めるのは自分自身です。いまならまだ間に合います。後々つらい思いや痛い思いをすることのないよう、〝確実に治すことのできる道〟を進みましょう。

【進行期】
――手術をしなくても、日常生活に困らないレベルにまで回復できる

▼症状&傾向

変形性股関節症が進行期に入ると、これまでと様相が変わってかなり深刻度が増してきます。初期の段階のときは、多少の痛みや不便はあっても、他の人と同じ普通の生活を送ることができていましたが進行期になると、だんだんそうもいかなくなってくるのです。

レントゲンで画像検査をすると、この段階の股関節はすき間がぐっと狭まっていることが見て取れます。常に骨同士がぶつかり合っているために、軟骨や骨のすり減りはもちろん、骨の変形も目立つようになってきます。骨硬化した部分に『骨囊胞』と呼ばれる穴が開きはじめ、そうした変形を補うために『骨棘』と呼ばれるトゲ状の骨

ができてくるようになるのです。

股関節内で変形した骨同士が常にぶつかり合っていれば、当然、痛み方も変わってきます。進行期では、常時股関節に痛みを感じるようになり、その痛みのレベルも骨の変形が進むにつれ強くなってくるのです。また、股関節の可動域もいっそう狭くなって、悪い側の足を十分に上げることができなくなってきます。先に紹介した「ひざ曲げテスト①」を行なうと、進行期の人はせいぜい90度くらいまでしかひざを曲げることができません。それに、足の長さも左右で違ってきて、徐々に悪い側の足が短くなってきます。

するとどうなるかというと、歩行に支障が現われてくるのです。

まず、足を踏み出してぐっと体重がかかるたびに股関節に痛みを感じるようになり、だんだん痛む側の足を引きずるようになってきます。足の長さが左右で違うため歩くたびに上体が揺れるようになりますし、歩幅が狭くなって痛む側の足が上がらないために、転んだりつまずいたりすることも多くなってきます。このため、進行期段階で杖をつきはじめる人も少なくありません。また、階段の上り下りではより股関節に体の重みがかかるため、いっそう痛みを感じるようになります。階段の上り下りができなくなってきたり、できたとしても手すりを頼りにゆっくり上り下りするようになってきたりするのもこの段階の大きな特徴です。

さらに、歩行以外の生活動作でもさまざまな局面で支障が現われてきます。かがんだりしゃがんだり、おじぎをしたりといった股関節を曲げ伸ばしする生活動作でもいちいち股関節に強い痛みを覚えるようになり、ひどくなると和式トイレでしゃがんで用を足すこともできなくなってきます。

そして、こうした股関節の症状に追い打ちをかけるように現われてくるのが腰痛です。先にご紹介したように、股関節痛に悩んでいる人の多くは腰痛を併発しているものなのですが、とくに進行期のステージに入ると腰痛を訴える人がぐっと増えてきます。進行期に入った股関節痛の患者さんの腰痛併発率はもう100％に近いと言っていいでしょう。

股関節痛に腰痛が加われば、当然、より多くのシチュエーションで痛みを感じるようになるでしょう。このように、進行期になるとこれまでできていたことがだんだんできなくなってきて、日常の生活行動の範囲を狭めてしまう人が多くなってくるのです。もちろん、仕事に支障をきたしたり、家事や育児などに支障をきたしたりといったケースも出てきます。なかには、こうした状況を憂えてすっかり塞ぎ込み、家に引きこもってしまうような方も少なくありません。

おそらく、「これからずっと足を引きずって歩くしかない」という現実をつきつけられると、患者さんはその事実をなかなか受け容《い》れられず、ひどく動揺してしまうのだろうと思います。とくに比較的若い女性の患者さんの場合、外見上のショックが大きく、「足を引きずって歩く姿を他人に見られたくない」「杖をつく姿なんて見られたくない」といった心理が強く働いて、自分の殻に引きこもってしまいがちになります。こうした悩みをきっかけにして、うつ病などの心の病気を患ってしまう人もたくさんいらっしゃるのです。

しかし――

このような状況に陥ってしまったとしても、あきらめることはありません。

関節包内矯正の施術を受けたり、『簡易版・関節包内矯正』でセルフケアをしたりしていけば、生活にほとんど支障がないくらいのレベルにまで股関節の状態を回復させることができます。完治とはいきませんが、痛みもそう気にならず、足もそんなに引きずらず、十分に日常生活を送っていける程度にまで活動レベルを引き戻すことができるのです。

▼対処法

ここで、再び整形外科における治療パターンの話に戻りましょう。

整形外科で『経過観察』か『手術』かの提示を受け、その方針通りに『経過観察』を続けてしまった場合の話です。この場合、進行期に入ってあまりに痛みがひどかったり生活に支障が出てきたりすると、医師から「そろそろ手術を考えてもいいかもしれませんね」と打診されるようになってきます。

ただ、ここでも十分に考慮してから返事をする必要があります。普段の痛みが激しいとか、生活に大きく差し障りがあるからといって、医師からすすめられるまま安易に手術を決めてしまうのは考えものです。

変形性股関節症の手術方法についてはこの後ご紹介しますが、人工関節手術の場合、耐久年数が15～20年とされていて、年齢が若いうちに手術をすると、生きているうちにもう一度手術をして人工関節を入れ替えなくてはならなくなります。ですから、15年先、20年先を視野に入れつつ、自分の健康状態や将来の人生プランを天秤にかけながら慎重に考えて決断する必要があるのです。たとえ、70代、80代になっていて、「人工関節の寿命よりも、自分の寿命が尽きるほうがきっと早いよ」という場合であっても、この手術は体力を消耗する大がかりな治療ですから、よくよく考えてから決めるべきでしょう。

それに、この手術を受けても、100％痛みがとれるとは限りません。もちろん、手術がうまくいって痛みがなくなる人のほうが割合的には多いのですが、なかには、手術を受けたのにもかかわらず、痛みが残ったり、まったく痛みがとれなかったりというケースも少なくないのです。

手術を受けなくとも、日常生活に困らないレベルにまで回復できる手段がちゃんとあるわけですから、それもちゃんと選択肢に入れたうえで考慮していただきたいのです。関節包内矯正の施術を受ければ、進行期の患者さんのＱＯＬはかなり向上します。数回かけて治療を受ければ、「いつも痛む」ということはなくなってきます。体や足に力を込めると少し痛むけど、普通に生活しているときは痛みのことを忘れられるくらいにまでは回復するでしょう。関節可動域も治療を重ねるうちに関節腔が少しずつ広がってきますから、足を大きく引きずることもなくなってくるはずです。つまり、関節包内矯正を受ければ、杖をつかなくて済むくらいの状態に戻すことは十分に可能なのです。

また、『簡易版・関節包内矯正』を毎日の習慣にすれば、股関節の状態をより痛まない方向、より困らない方向へと変えていくことができます。実際に関節包内矯正の施術を受けたときのような劇的効果は期待できないにしても、日々セルフケアを積み重ねていれば、関節は着々と広がって少しずつ〝ましな動き〟をするようになっていくものなのです。少なくとも、このセルフケアをやっているのといないのとでは、普段の股関節の〝ご機嫌〟が大きく違ってくるはずです。

つまり、このように関節包内矯正を受けたり『簡易版・関節包内矯正』でセルフケアをしたりしていけば、手術を受けなくとも、生活動作に困らないレベルにまでQOLを引き上げて、その「なんとかなっている状態」をキープしていくことができる。要するに、股関節の症状を最小限に食い止めながら、うまくつきあっていくことができるわけです。

だから、進行期段階で医師から手術を打診された場合は、十分に熟慮したうえで決めるべきなのです。私は決して手術治療を全否定しているわけではありませんが、なかには、まだ股関節の症状がそれほど進んでいないのにもかかわらず、『予防的手術』と称して手術をすすめられるケースもあると聞きます。また、手術をしてしまった後で関節包内矯正という治療法があることを知り、手術を受けたことを後悔している患者さんもいらっしゃいます。

たとえ遠からず手術を受けようと考えていたとしても、一度、関節包内矯正を受けてみたり、何週間か『簡易版・関節包内矯正』にトライしてみたりしてから、手術を受けるかどうかの答えを出すのでも遅くはないはずです。

進行期段階でいちばん大切なのはあきらめないこと。その次に大切なのは十分に考えたうえで治療法を選択することです。この段階であれば、まだ治療法の選択肢がありますが、次のステージの末期に進んでしまうと、いよいよ手術を受けるしか治す方法がなくなってきます。

ぜひみなさん、決してあきらめることなく、将来的に後悔のない選択をするようにしてください。

【末期】いよいよ手術をするしか方法がなくなってくる

▼症状&傾向

末期になると、進行期段階でもさんざん悩まされていた症状がいよいよ重くなってきます。

この段階の股関節をレントゲン撮影すると、関節のすき間がほぼ消失してしまっていることがわかります。骨嚢胞や骨棘などの変形もいっそう進み、関節内で骨同士がギシギシと軋み合いながら動くような状態になってくるのです。常時強い痛みに悩まされるようになりますし、あきらかに足を引きずるようになり、杖がないと歩けなくなってきます。股関節の動きも大きく制限され、立ったり座ったりの動作をするのさえつらく、洋式トイレで用を足すのにもひと苦労という状態になってしまうのです。

残念ながら、もうここまで進んでしまうと、関節包内矯正やセルフケアではどうにもなりません。多少痛みをやわらげるくらいなら可能ですが、日常的な苦痛や支障を解消するには至りません。骨の変形が著しく進んでしまっているため、関節のすき間を少し開いたくらいでは、目立った効果をもたらすことができないのです。

このため、末期段階では、治療を望むのであれば手術を行なうことが前提になってきます。手術という〝大ナタ〟を振るわないと、もはや他に手の打ちようがないのです。痛みや不自由さの程度、年齢、仕事環境、健康状態、将来の人生プランなど、自分の置かれている状況をよく見極めて、「いつ手術を受けるか」を決めるようにしましょう。

▼対処法

股関節の手術では、大きく分けて『骨切り術』と『人工関節手術』のふたつがあります。ここで簡単に紹介しておきましょう。

【骨切り術】

骨切り術は、骨盤や大腿骨の一部を切断し、位置をずらしたり角度を調整したりしたのちにくっつけて、股関節を動きやすい形状にする手術です。変形性股関節症のステージが比較的低く、年齢が若い患者さんに適用されるケースが目立ちます。いったん切り離した骨を再度つなげる手術なので、くっつけた骨が固まるまでに長い時間がかかり、手術後の入院リハビリに3～6か月はかかるのが一般的。社会復帰するまでにかなり長いブランクができてしまうことになります。

また、骨を動きやすいかたちに変えるとはいえ、自前の股関節を温存することになるため、年が経《た》つうちに再び股関節痛を起こす可能性もないとは言いきれません。なかには、若いうちに骨切り術を行なったものの、年をとってからまた痛みが出てしまい、人工関節手術を行なう患者さんもいらっしゃいます。ただ、骨切りによって骨の形が大きく変形していると、その後人工関節を入れるのが難しい場合もあります。

【人工関節手術】

人工関節手術は、痛んだ股関節を外科的に取り除き、金属やセラミックなどでつくられた人工の関節に置き換える治療法です。進行期、末期など、変形性股関節症のステージがかなり進んでしまっていて、痛みや日常生活動作に苦痛を訴えている患者さんに適用されるケースが目立ちます。通常、手術と入院リハビリに要する期間は1～3週間くらいです。

この手術は高齢の患者さんでも受けることが可能ですが、糖尿病や高血圧、骨粗しょう症など他の慢性疾患がある場合は適用外です。また、先にも述べたように、人工関節には〝寿命〟があり、15～20年経過すると取り替えなくてはならなくなります。つまり、50歳で手術を受けたなら65～70歳、60歳で手術を受けたなら75～80歳でも人工関節を入れ替える手術をしなくてはならないということ。いまは80代で元気な人もたくさんいらっしゃいますから、15～20年先の自分の状況を見据えつつ、手術を受ける時期を慎重に決めなくてはなりません。

75歳くらいで手術を受けるのなら、90～95歳まではもつことになるので「人工関節の寿命よりも本人の寿命のほうが先にくるよ」といった割り切った考え方もできるでしょうが、それくらい高齢になると他に持病があることが多くなりますし、体力が落ちていると手術の負担に耐えられるかという心配も出てきます。

さらに、先にも触れたように、手術を受けたのにもかかわらず、痛みが残るケースもなくはありません。それと、血の通わない金属製の人工物が埋め込まれることになるため、手術後は股関節や大腿部の冷え症状に悩まされることが多くなります。

変形性股関節症の手術法（人工関節手術）

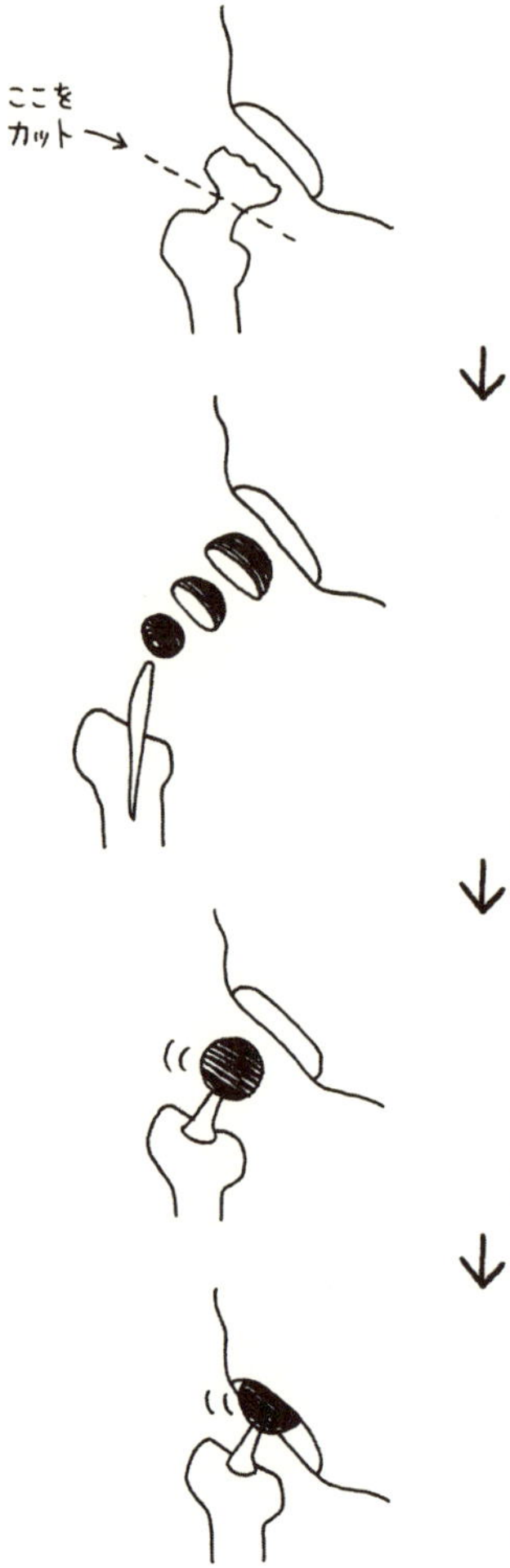

1 骨盤臼蓋と痛んだ大腿骨頭を切除する

2 それぞれ人工の関節に換える

3 人工関節を組み合わせる

4 股関節の機能を回復させる

いずれにしても、股関節痛の手術は非常に大がかりなものであり、手術後のリハビリにも長い時間がかかります。保険が適用されるとはいえ、費用もそれなりにかかります。ですから、メリットとデメリットをよく考えて、覚悟のうえで決める必要があります。末期になってしまった場合は、もう手術を受けるしか道はありません。でも、それまでのステージであれば、手術を受けなくても痛みを解消できる道があるのです。私は「進行期まででであれば、手術をしなくてもいい」という考えですが、決めるのはみなさん自身。ぜひ、じっくり考えて最良の道を選ぶようにしてください。

なお、手術後のケアについてひとつつけ加えておきましょう。

人工関節手術後に痛みが残ってしまった場合、関節包内矯正を受けることによって問題が解決するケースが少なくありません。手術後に痛みが残ってしまうのにはいろいろな理由が考えられますが、私は、仙腸関節などに機能異常があって、手術後の股関節に悪影響を及ぼしていることも原因のひとつではないかと見ています。なぜなら、関節包内矯正で仙腸関節の機能を正常化すると、そうした手術後の痛みが消えていくことが多いのです。また、人工関節手術後の冷え症状も、仙腸関節を正常化して血流をよくすれば多少は改善させることができます。手術を検討されている方は、こうした点も覚えておくといいでしょう。

股関節の疾患は、変形性股関節症以外にもある

この章のおしまいに、変形性股関節症以外の『股関節まわりの疾患』について簡単に紹介しておくことにしましょう。そう多くはありませんが、なかには変形性股関節症の症状と間違いやすいものもあります。各疾患の特徴をおおまかにつかんでおくといいでしょう。

【大腿ヘルニア・鼠径部ヘルニア】

足のつけ根の下着の股ぐりのラインにできるしこりが大腿ヘルニア・鼠径部ヘルニアです。女性の場合は大腿部の股の部分にしこりができるケースが多く、男性の場合は、鼠径部にしこりができるケースが多く見られ、このできる場所により『大腿ヘルニア』と『鼠径部ヘルニア』とが区別されています。

どちらの場合も、しこりが圧迫されると、しびれを伴う痛みが引き起こされます。

治療はしこりを除去する手術が行なわれるのが一般的です。

【ペルテス病】

ペルテス病は、4～8歳の男の子に多い股関節疾患です。股関節が痛み、ひどくなると足を引きずって歩くようになります。股関節の大腿骨の骨頭部分の血流が途絶え、壊死《えし》を起こしてしまうことにより症状が現われるのですが、どうして血流が途絶えてしまうのかの原因は不明です。

治療は、数年にわたり骨頭部分の状態を観察し、その壊死の範囲によって装具を装着したり手術をしたりといった方法がとられます。

【大腿骨頸部骨折】

股関節に近い足の骨、すなわち大腿骨頸部《けいぶ》の骨折です。骨粗しょう症の進んだ50歳以上の女性が転ぶなどして負傷するケースが8割を占めます。この骨折を起こすと、内出血量が5リットルに達することもあり、輸血が必要になります。発熱や腫《は》れもあり、もちろん一切歩くことができません。高齢者の場合、この骨折を契機に寝たきりになってしまうこともあります。

治療は、手術をしたうえで歩行リハビリを行なっていきます。骨が固まったらできるだけ早くベッドから離れて歩くことが、寝たきりの防止につながります。もっとも、股関節の関節包内でこの骨折を起こしてしまうと、治りが遅くなり、手術後の予後が不良になりがちです。

【大腿四頭筋の炎症】

大腿四頭筋《しとうきん》の使いすぎによって起こる炎症で、太ももに痛みが現われます。たくさん歩いた後やマラソンやジョギングをした後などに多く見られます。また、立ち仕事で一日中ひざを踏ん張っている人にもこの炎症が起こることがあります。治療や予防には大腿四頭筋をほぐすストレッチが有効です。

【脊柱管狭窄症】

脊柱管　狭窄症《せきちゅうかんきょうさくしょう》は50歳以上の中高年に多い腰痛で、脊柱管という背骨の内側の管が狭くなり、その中の神経が圧迫されることにより起こります。症状は、腰の痛みと足のしびれ。歩きはじめて数分もすると痛みやしびれがひどくなり、少し休むとおさまって再び歩けるようになる『間歇性跛行《かんけつせいはこう》』という症状が見られます。また、背すじをピンと伸ばして歩くのがつらく、背を丸めて歩くのは比較的ラクに感じられるのも大きな特徴です。股関節痛の患者さんがこの腰痛を併発してしまうケースもたいへん数多く見受けられます。

なお、脊柱管狭窄症の症状を改善するには、関節包内矯正がたいへん有効です。関節包内矯正を施して仙腸関節を開き、仙骨の角度を調整して体重が体の前のほうにかかるようにすると、脊柱管の圧迫が緩和されるようになります。これにより痛みやしびれなどの症状が軽減するのです。

【椎間板ヘルニア】

椎間板ヘルニアも股関節痛を患っている人が併発しやすい腰痛です。咳《せき》やくしゃみをするとズキンと腰に響くような痛みが特徴で、腰痛だけでなくお尻や足に痛みやしびれなどの症状が現われることもあります。

こうした症状が起こるのは、腰椎の椎間板から髄核《ずいかく》がはみ出して脊髄の神経に触れるからです。脊髄から出た神経は、腰だけでなく足のほうにも長く伸びているため、坐骨神経痛の症状が現われるのです。下肢のしびれ症状がひどくなると歩きづらくなってくるため、変形性股関節症と勘違いされることもありますが、先にも述べたように股関節が原因の疾患では足にしびれが出ることはありません。足やお尻にしびれがあるなら椎間板ヘルニアによる症状と見て間違いないでしょう。

もし、本当に椎間板ヘルニアなのかどうかを知りたいというときは『ＳＬＲテスト』を行なってみるといいでしょう。これは、仰向けに寝て、ひざを伸ばした状態で60度くらいの角度まで痛む側の足を上げていくテスト。足を上げたときにしびれや痛みが出たり、上げた側の足首を甲側に倒したときにしびれや痛みが出たりするならば、椎間板ヘルニアである証拠です。

なお、椎間板ヘルニアは、手術をしなくとも、関節包内矯正によって治していくことが可能です。関節包内矯正により仙腸関節の機能を正常化すると、腰椎にかかっていたプレッシャーが軽減し、ヘルニアが自然に引っ込んでいきます。これにより痛みやしびれなどの症状を解消させることができるのです。

Part

4

簡単セルフケアで
快適に歩ける
股関節をキープする

テニスボールで股関節をごろごろマッサージ

股関節を健やかにキープしていくには、日々セルフケアを行なってマネジメントしていくことがたいへん重要です。

いちばんのベースとなるケアは先に述べた『簡易版・関節包内矯正』です。股関節バージョンと仙腸関節バージョンを両方行なうことを〝必須〟のケア習慣とするようにしてください。

ただ、『簡易版・関節包内矯正』以外にも、股関節のために効果的なセルフケアはいろいろあります。この章では、そうした数々のケアメソッドを紹介していくことにしましょう。ぜひ『簡易版・関節包内矯正』とうまく組み合わせて、股関節のケアマネジメントに役立てていくようにしてください。

まずはテニスボールを使った股関節のマッサージ法をご紹介します。

硬式テニスボールは私の関節ケアメソッドにおいては欠かせないアイテム。ここでは1個のボールをご用意ください。次のように、痛む場所に合わせて3パターンあるので、とくに痛む場所や気になっている場所を重点的に行なうといいでしょう。

●鼠径部が痛い人

痛い側の鼠径部にテニスボールを当て、床にうつ伏せになります。この際、フローリングや畳などの硬い床でうつ伏せになってください。ふとんやベッドの上では十分な効果を上げることができません。

そして、痛い側に重心をのせて、体の重みをテニスボールにかけてください。きっと、鼠径部が心地よく刺激されるのを感じられるはずです。少し体を動かして、テニスボールをごろごろさせてみてもいいと思います。3～5分くらい続けると、マッサージ効果によって、股関節がほぐれてくるはず。しつこい痛みもやわらいでくることでしょう。

●お尻の下が痛い人

痛い側のお尻の下にテニスボールを当て、床に仰向けになります。鼠径部バージョンと同様、硬い床の上で行ないましょう。

そして、痛くない側のひざを上げ、お尻の下のボールに重心をのせるようにしてく

テニスボールでごろごろマッサージ

〈鼠径部が痛い人〉

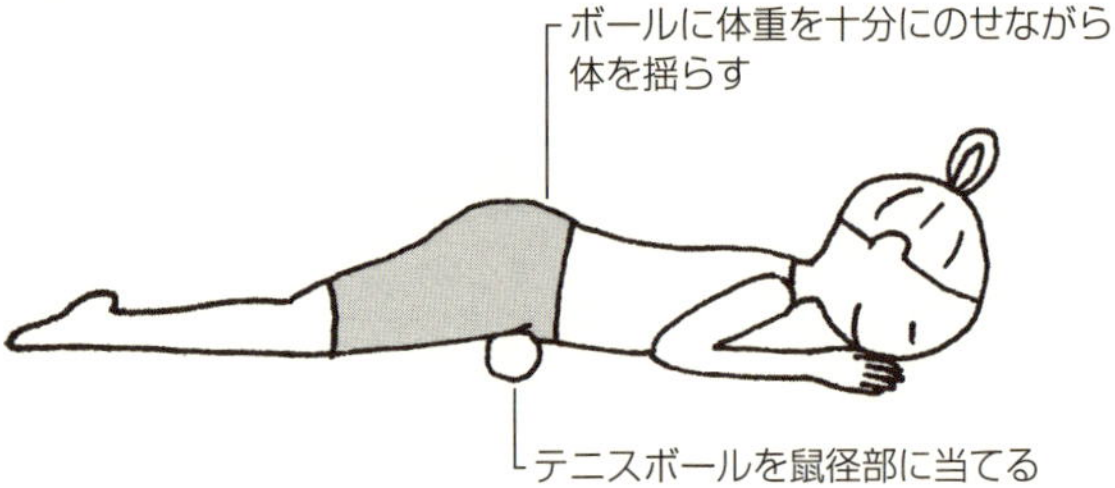
ボールに体重を十分にのせながら体を揺らす
テニスボールを鼠径部に当てる

〈お尻の下が痛い人〉

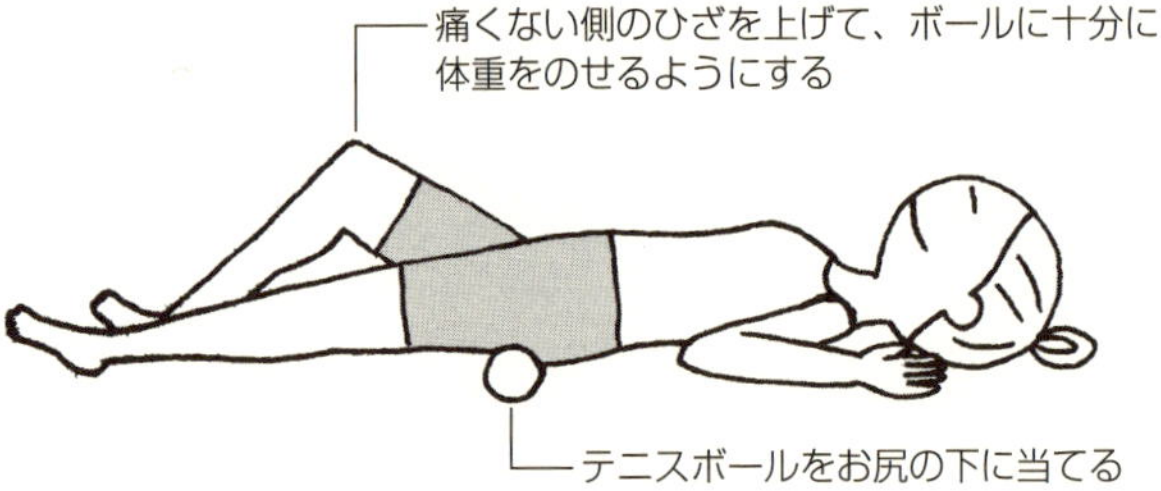
痛くない側のひざを上げて、ボールに十分に体重をのせるようにする
テニスボールをお尻の下に当てる

〈中臀筋(お尻の横側)がだるい人〉

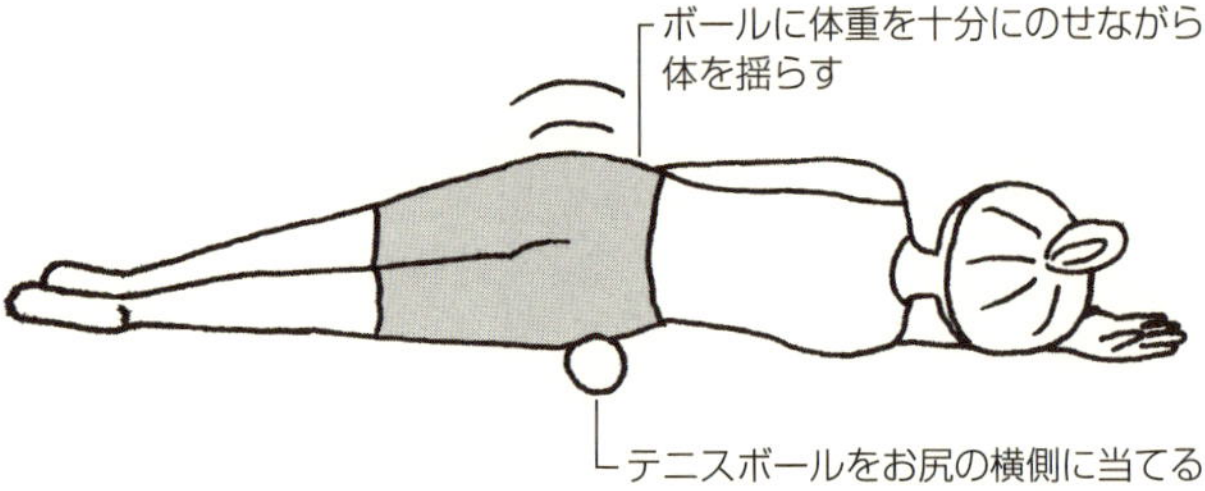
ボールに体重を十分にのせながら体を揺らす
テニスボールをお尻の横側に当てる

ださい。この場合も体を少し動かしてボールをごろごろさせるといいでしょう。3〜5分続けていれば、股関節がほぐれてお尻の下の痛みが軽くなってくるはずです。

・中臀筋（お尻の横側）がだるい人

3つめはお尻の横側の中臀筋をほぐすバージョンです。先にも述べたように、変形性股関節症が進むと、中臀筋がオーバーユースの状態となって、だるくなったりハリが出てきたりします。

これを解消させるには、中臀筋の患部にボールを当て、当てた側を下にして硬い床に寝そべるのがおすすめです。ボールを当てる場所は、腰骨がいちばん出ているところの上あたり。ボールに体重を十分にのせ、少し体を動かしながらボールをごろごろさせると、よりマッサージ効果が高まります。3〜5分も続ければ、お尻の横のだるさやこりがとれてくることでしょう。

『両足イスのせ体操』で股関節を刺激しよう

なお、テニスボールを使わなくてもできる股関節のマッサージ方法もあります。ここでは『両足イスのせ体操』をご紹介しましょう。

少し高めのイスをご用意いただくだけでできる体操であり、これも『前側（鼠径部）バージョン』と『後ろ側（お尻の下）バージョン』の2通りあります。どちらのバージョンも、両足をイスにのせ、上体の重みを利用しながら股関節に対して〝引き離す力〟を加えていきます。3～5分も行なえば、股関節がほぐれてくるのが感じられるはずです。

・前側バージョン

まず床に四つん這《ば》いになり、少し高めのイスに両足をのせます。この際、足のつけ根までの部分をイスにのせ、鼠径部がイスのフチに当たるくらいにセッティングしてください。そこで両ひじを床につけて上体を低くすると、体の重みが（鼠径部の当たっている）イスのフチにかかってくるはずです。このバランスを維持しながら、体を少し揺らしていくと、鼠径部を効果的にマッサージすることができます。

・後ろ側バージョン

まず床にお尻をつけて座り、少し高めのイスに両足をのせます。このとき、ひざから下をイスの奥深くまでのせて、お尻が床から少し浮くくらいにセッティングしてく

両足イスのせ体操

〈前側バージョン〉

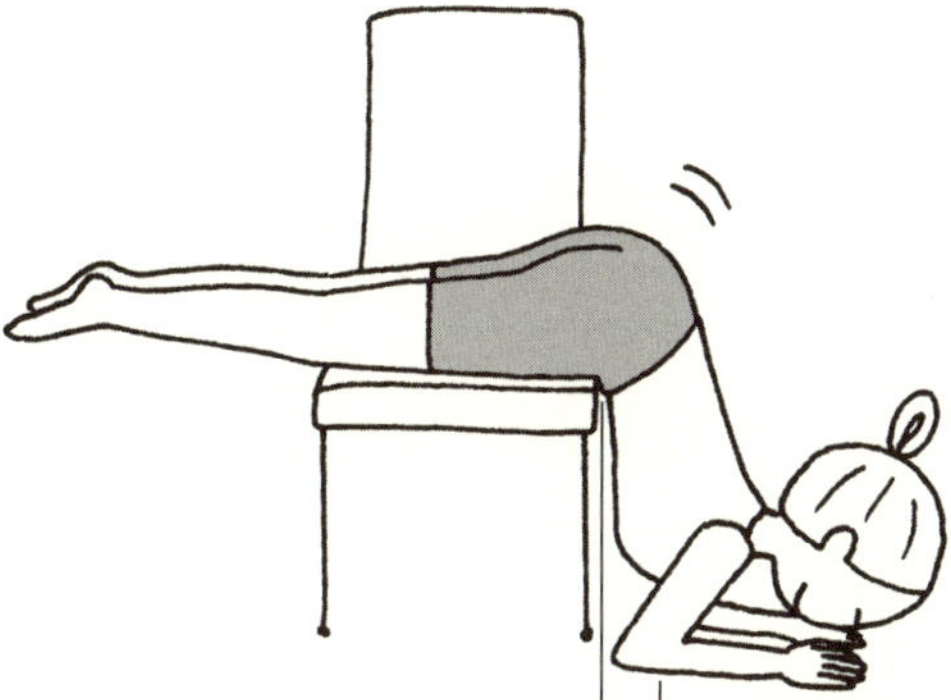
鼠径部をイスのフチに
当てるようにする
上半身の重みが股関節に
かかるようにする

〈後ろ側バージョン〉

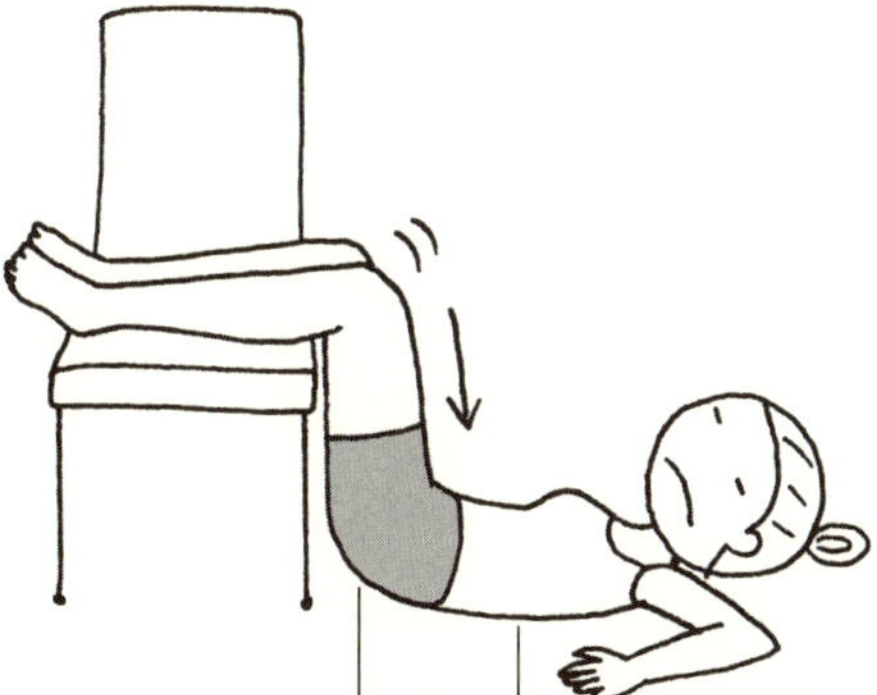
お尻が床から少し浮く
くらいにする
上半身の重みで、股関節を
引っ張るようにする

ださい。そうすると、体の重みによって足が引っ張られて、股関節を引き離すような力がかかることになります。この状態をキープしながら、足首や体を少し揺らしていくと、股関節（とくにお尻の下）が効果的に刺激されるのです。

『足引っ張り体操』で股関節をグイッと引き離す

股関節痛は基本的に「足と胴体をつなぐ関節のすき間」が狭くなってきたことによって起こります。では、このすき間を体操などで広げていくには、どのようなかたちで力をかけるといいのか。

その答えは「足を引っ張る」こと。悪い側の足を引っ張って、股関節が広がるような力を加えていくといいのです。

そこでおすすめなのが次の『足引っ張り体操』。

これも『自分で引っ張るバージョン』と『人に引っ張ってもらうバージョン』の2通りあります。股関節は力のある大人が引っ張ってもそう簡単には動かないものなのですが、日々の習慣にして引っ張る力を加えていると、少しずつ効果が現われてすき

足引っ張り体操

〈自分で引っ張るバージョン〉

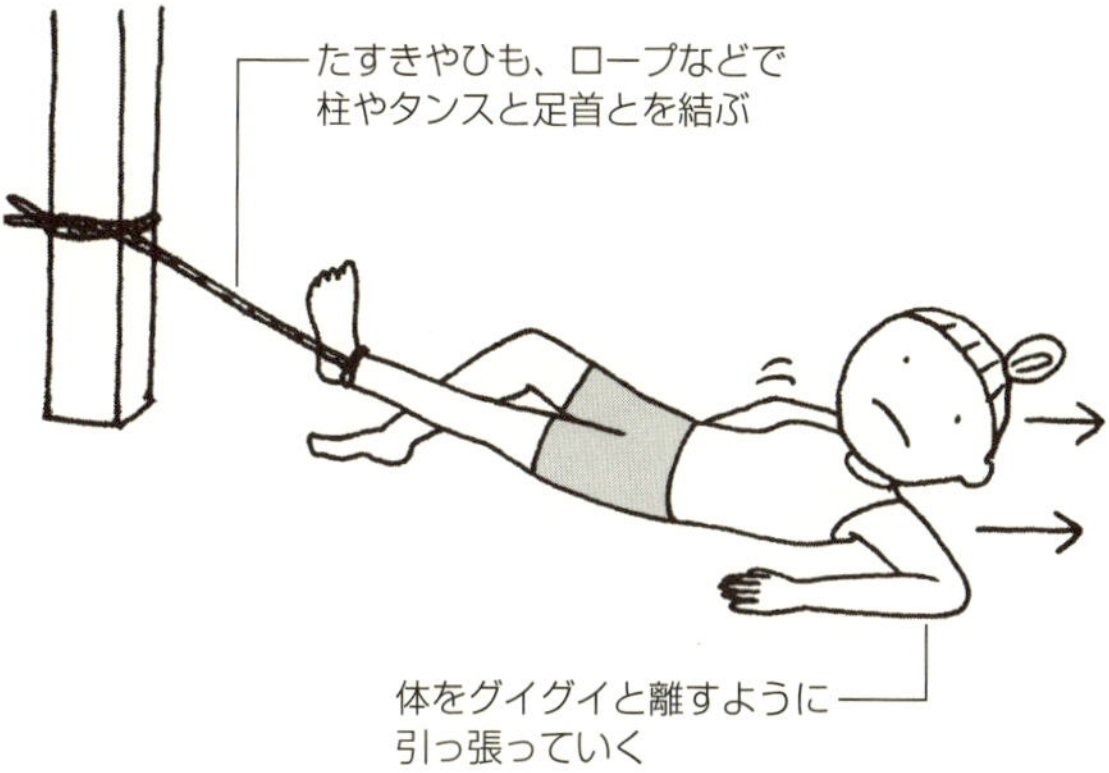
たすきやひも、ロープなどで
柱やタンスと足首とを結ぶ
体をグイグイと離すように
引っ張っていく

〈人に引っ張ってもらうバージョン〉

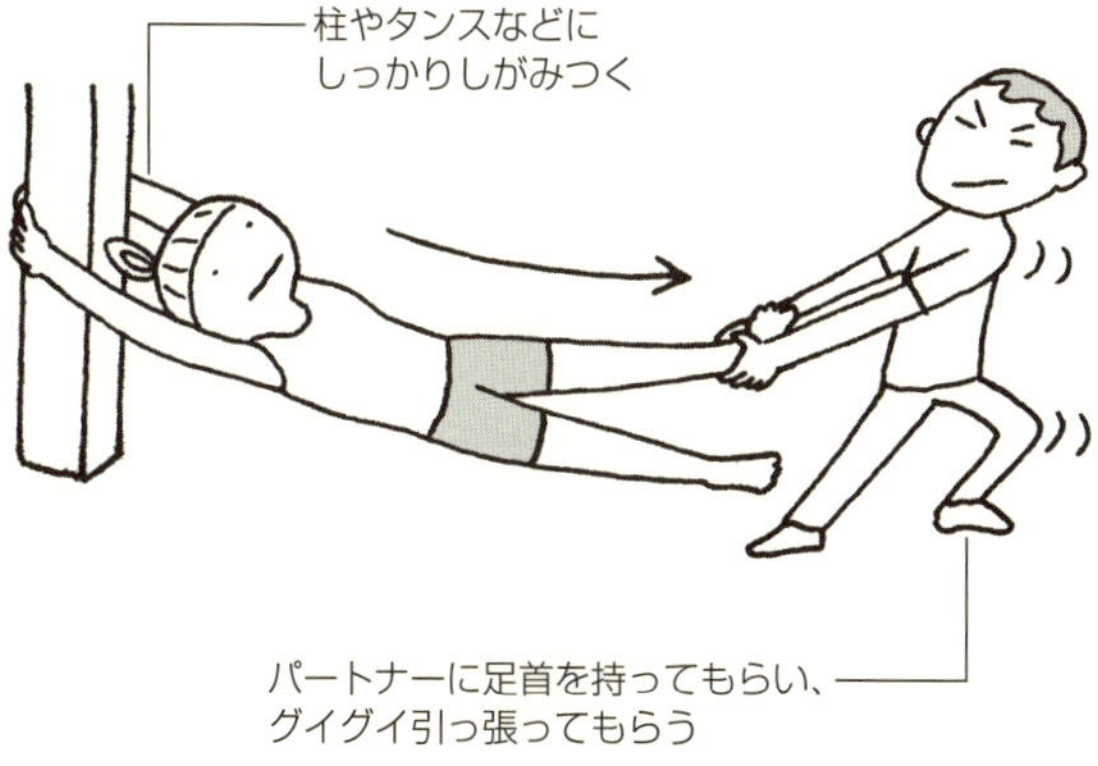
柱やタンスなどに
しっかりしがみつく
パートナーに足首を持ってもらい、
グイグイ引っ張ってもらう

間が広がってきます。股関節の可動域縮小が心配な方は、『簡易版・関節包内矯正』と併せて行なうようにするといいでしょう。

・自分で引っ張るバージョン

まず、1～2メートルくらいのロープやひもを用意してください。たすきや縄跳びの縄などで代用してもOKです。そして、そのロープの一方のはしを柱やタンスなどの「どんなに引っ張っても動かないもの」にくくりつけてください。ロープのもう一方のはしは自分の（股関節が悪い側の）足首にくくりつけます。

準備ができたら、床を這って体を遠くへ引き離していきましょう。ロープがピンと張った状態で体重をかけてグイグイ引っ張るようにしていけば、関節腔のすき間が少しずつ広がっていくはずです。

・人に引っ張ってもらうバージョン

まず、柱やタンスなど「どんなに引っ張っても動かないもの」の横に座り、両手でしがみついてください。そして、パートナーに（股関節が悪い側の）足首を持ってもらい、できるだけ力を込めてグイグイと引っ張ってもらいます。この際、体が柱やタンスから離れないようにしがみついていてください。

こちらのバージョンは、ロープを準備しなくてもいい分簡単にできるので、パートナーに協力してもらいながら遊び感覚で行なうのもいいのではないでしょうか。

『足のつけ根プッシュ体操』なら、いろいろな場面でできる

股関節のケアをしようにも、旅行先や出張先など、テニスボールを持っていけない状況のときもあるでしょう。また、硬い床の上で行なうのではなく、寝床に入ったまま、もっと手軽にできるケアをお望みの方もいらっしゃるかもしれません。

そんな方におすすめなのが『足のつけ根プッシュ体操』です。

やり方は極めて簡単。仰向けになって股関節が悪い側の足のつけ根にもう片方の足のかかとの先を当てて30秒ほどプッシュするだけです。

この際、太ももではなく、できるだけ足のつけ根に近いところを押すのがコツ。かなりの力を込めてプッシュするようにしてみてください。30秒押して疲れたら少し休み、3回繰り返すといいでしょう。

また、この体操はベッドやふとんの上で行なってもOKなので、就寝前や起床後の

足のつけ根プッシュ体操

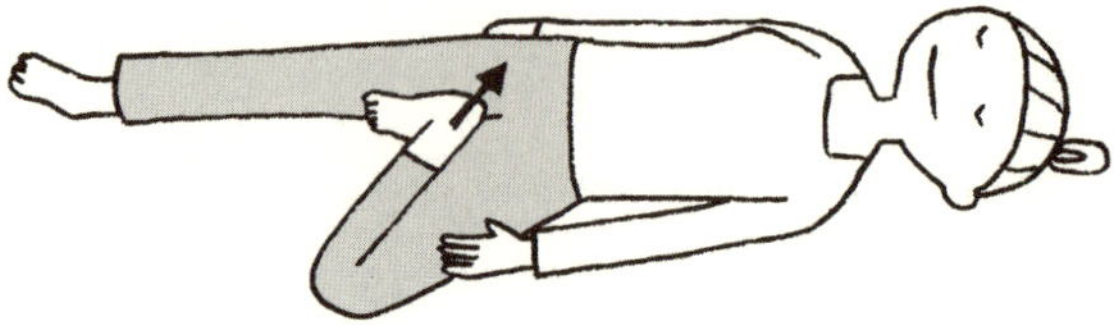

かかとでもう片方の足のつけ根を30秒間強くプッシュする。これを3回繰り返す

ふとんの中での習慣にするのもおすすめです。

この『足のつけ根プッシュ体操』は、言ってみれば『簡易版・関節包内矯正』をさらに簡易化したようなもの。効果のほうは『簡易版・関節包内矯正』よりもかなり落ちてしまいますが、何より簡単にできるので、習慣的に繰り返していれば、股関節を押し広げていく効果が期待できます。

テニスボールを使った『簡易版・関節包内矯正』ができないシチュエーションのときは、代わりにこの体操を行なうようにしていくといいのではないでしょうか。

ちょっとの"ひっかかり"くらいなら、キックをするだけでもOK

さらに、日常の活動時間に行なうことのできる簡単な『股関節ストレッチ』もご紹介しておきましょう。

たとえば、いちばんシンプルな股関節回し。

まず、姿勢よく立って腰に手を当てます。次に股関節が悪い側の足をひざの角度が90度くらいになるまで上げた後、そのまま横に開いていきます。そして、横に開いた足を元の位置に戻せば終了。股関節が回転するのを意識しながら、5〜10回繰り返してみてください。

この股関節ストレッチは、よくサッカー選手が試合開始前などにやっていますね。あそこまでスピーディにやらなくても構いませんから、股関節の状態を確かめるようなつもりでゆっくりトライしてみてください。

なお、多少の違和感程度であれば、このストレッチを行なうだけで解消されることが少なくありません。変形性股関節症の『前股関節症』や『初期』のステージでは股

股関節ストレッチ

〈股関節回し〉

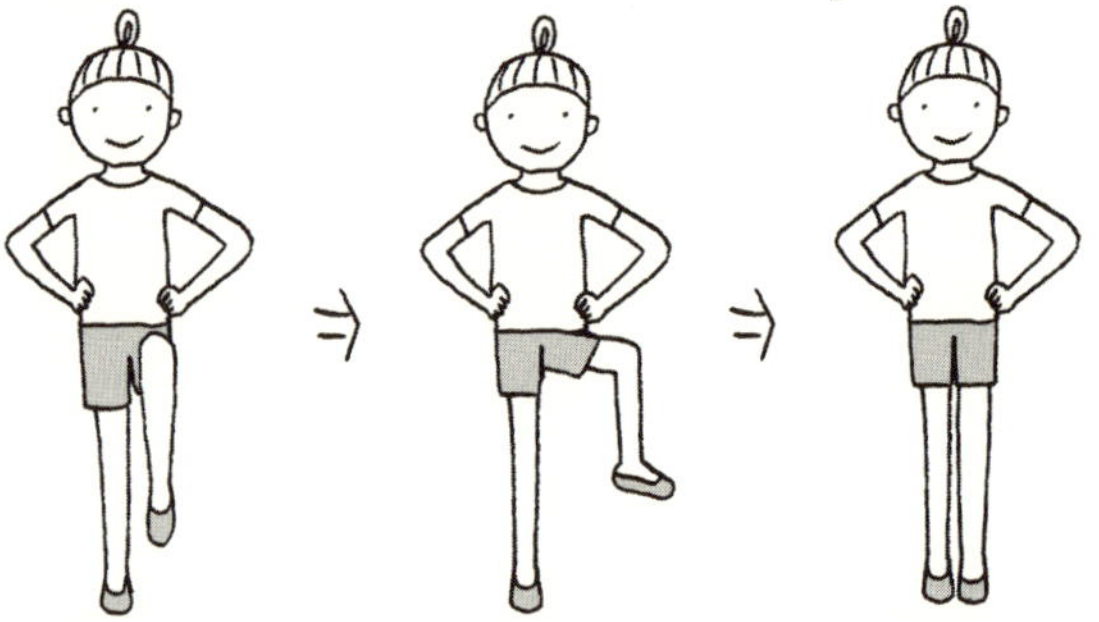

1 まっすぐ立って片足の太ももを前に上げる

2 上げた足をそのまま横に開く

3 上げた足をゆっくり戻す

〈違和感解消キック〉

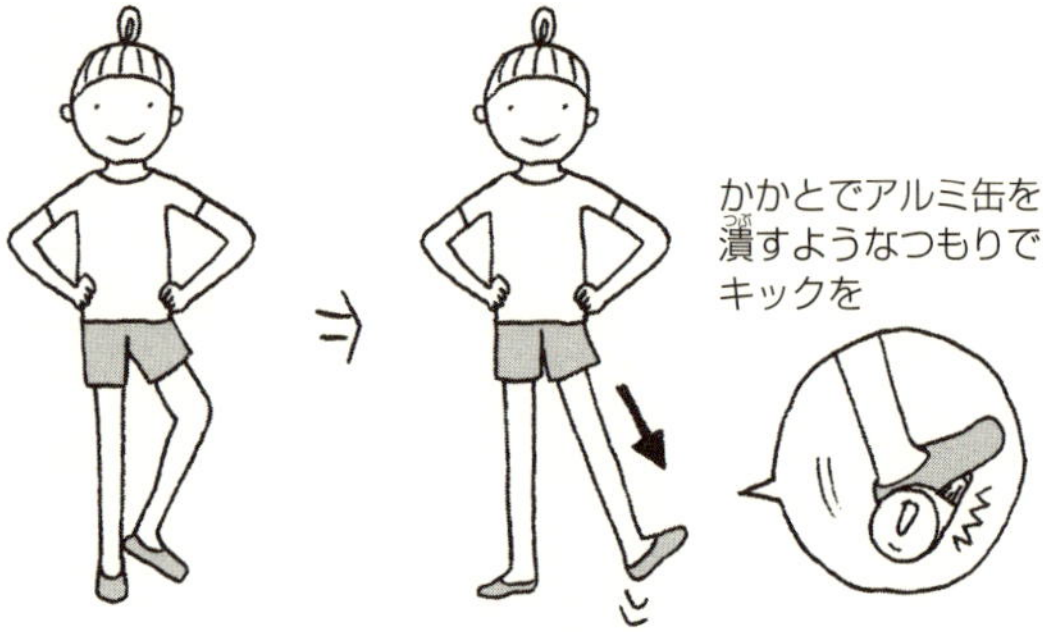
かかとでアルミ缶を潰《つぶ》すようなつもりでキックを

1 片足を少し上げて

2 斜め下方向へキックする

関節に〝ひっかかり〟などの違和感を覚えることが多いわけですが、そうした際は、こういうふうに股関節を回すようにするといいでしょう。

また、ちょっとの〝ひっかかり〟くらいであれば、足を強めにキックするだけで治ることもあります。たとえば、自分の横にアルミ缶が転がっていると思って、そのアルミ缶をかかとでグシャッと潰すようなつもりで足を斜め下方向へ蹴《け》ってみてください。地面は蹴らずに足は空中でストップさせましょう。力を込めて強く蹴れば、股関節がストレッチされるような感じがするはず。これを数回繰り返すだけで股関節の違和感がとれてしまうことも少なくないのです。

こうした簡単なストレッチであれば、歩いているときでも仕事や家事の最中でも行なうことができます。みなさんも「あれ!? 股関節がおかしいな」と思ったときは、ぜひこうしたストレッチを行なうようにしてみてください。

知らず知らず「省エネ歩き」をしてはいませんか？

さて――

ここまでいろいろと股関節のケア方法を紹介してきましたが、じつはもうひとつ、みなさんに必ず実行していただきたい習慣があります。

それは「よく歩くこと」です。

先にも述べましたが、歩くという行為は、もっとも基本的な股関節運動です。股関節の動きのなめらかさは、よく歩くことによって保たれていると言ってもいいでしょう。

最近はインターネットを通じていろいろな用が済むようになり、わざわざ歩いて移動をしなくてもいい場面が増えてきました。それとともに歩く機会が減り、必然的に股関節を動かす時間が大幅に減ってきているのです。

ですから、とにかく小まめによく歩く習慣をつけることが大切。別に40分とか1時間とかまとまった時間を歩かなくてもいいので、ちょっとした距離の移動でもできるだけ自分の足を使って歩くようにするといいでしょう。近所のスーパーへ買い物に行くにも、ちょっと先のATMにお金を下ろしに行くにも、できるだけ車や自転車を使わずに「歩いて行こう」という心がけが大切です。そういうふうに、歩けるシチュエーションのときはなるべく歩いて股関節を使っていくようにしてください。

それと、歩く際には極力「正しい歩き方」をすること。

股関節は、正しい歩き方をしてこそしっかり動きます。ろくに股関節を動かさないような生半可な歩き方をしていたら、どんなに時間をかけてたくさんの距離を歩いたとしても効果は半減してしまいます。逆に、正しい歩き方をして股関節を大きく動かしていれば、たとえ5～10分程度の短い時間歩いただけでも大きな効果を上げられるのです。

どうして私が歩き方についてこんなにしつこく言うのかというと、股関節を十分に動かしていない「間違った歩き方」をしている人がたいへん多いからです。私はこの間違った歩き方を「省エネ歩き」と呼んでいます。

「省エネ歩き」のいちばん大きな特徴は、〝足から下だけを使って進んでいるような歩き方〟をする点です。歩くという行為は本来は全身運動なのです。腕を振り、おなかを引き締め、股関節やひざ関節をしっかり使って歩いていれば、体中の関節や筋肉が理想的に使われるようにできています。しかし、「省エネ歩き」をしている人の場合、手足だけを最小限に動かしてコトを済まそうという歩行のクセがついてしまっているのです。ほんの一部の関節や筋肉しか使わずに〝省エネ〟で歩こうとしているから、〝足から下だけで歩いている〟ように見えてしまうんですね。

より具体的に言うと、歩幅が狭く、足をあまり上げずに、足だけを小刻みにチョコチョコと前後に動かしているような歩き方。ほとんど太ももの筋肉しか使っていないために大きな推進力が得られず、自然に歩幅が狭くなり、足もあまり上がらなくなっていってしまうのです。

また、当然ながら、こういう「省エネ歩き」をしているときは、股関節もあまり使われません。本来の可動域の4分の3くらいしか動かさずに歩いているような人もめずらしくなく、いつもこうした歩き方をしていると、股関節可動域が次第に縮小していってしまうのです。十分に動かして歩いていないために、股関節がだんだん固まってしまうわけですね。

そして――

驚くなかれ、こういう「省エネ歩き」をしている人は非常に多い。とくに女性に目立ち、私は、日本人女性の7～8割くらいは〝省エネ〟のクセがついてしまっていると見ているのです。もちろん程度の差はありますが、20代、30代の若い方々にもたくさんいらっしゃいます。

みなさんはいかがでしょう。正しい歩き方ができているでしょうか。

もし、「ああ、私も知らず知らずのうちに『省エネ歩き』をしてしまっているかもしれないな」と思ったなら、ぜひ、できるだけ早く正しい歩き方をマスターするようにしましょう。

「歩く」という行為は、もっとも基本的な股関節運動。その行為を正しく行なえば、股関節も正しい可動域を取り戻し、見違えるようになめらかに動くようになるものなのです。

股関節を使った「正しい歩き方」を身につけよう

では、正しい歩き方を身につけるには、どんな点に注意を払えばいいのでしょうか。私は、正しい歩き方のツボは、次の5点に絞られると考えています。

1　あごをしっかり引いて、目線を上げる

2　両肩を開き、両腕を高めに上げてよく振る

3　おなかの下に力を入れて腰を反らせる

4　股関節とひざ関節を伸ばして地面を蹴る

5　7割方の体重を体の後ろ寄りにかけるようなつもりで歩く

それぞれ簡単に説明しておきましょう。

まずは、背すじをまっすぐ伸ばし、後頭部、肩甲骨、お尻、かかとの4点が一直線になるように立ちます。壁を背にして「気をつけ」のポーズをとったときに、この4点が壁につくなら正しく立てている証拠です。この姿勢をキープしながら足を踏み出していきます。

この際、**1**のように、あごを十分に引いて、目線を上げて少し遠くを見るようにしてください。こうすると、頭の位置が正しくセットされて、体が正しい重心バランスで動くようになります。頭はたいへん重いため、常に後ろへ引いておき、背骨にまっすぐのせた状態で歩くことが大切なんですね。

2は肩と腕の注意点です。両肩はグッと開いて、肩の位置を後ろにキープしながら歩くようにしてください。両肩を開くと、自然に胸が張られ、背すじもピンと伸びま

全身を使った正しい歩き方

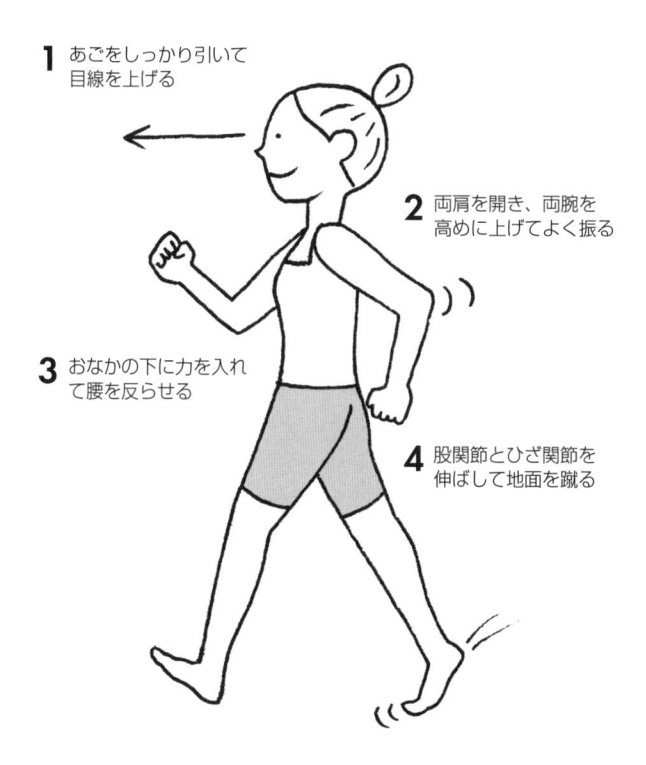

1 あごをしっかり引いて目線を上げる
2 両肩を開き、両腕を高めに上げてよく振る
3 おなかの下に力を入れて腰を反らせる
4 股関節とひざ関節を伸ばして地面を蹴る
5 7割方の体重を体の後ろ寄りにかけながら歩く

す。また、両腕は高めに上げてよく振るようにすると、いい姿勢をキープしながら歩けるようになります。こぶしが顔の前に来るくらい、よく振るようにするといいでしょう。

さらに、3のように、腰を反らせて歩くようにしてください。おなかの下にグッと力を込めると、腰がしっかり反り、腹筋や背筋の力を使って足を運んでいけるようになるはずです。

そして、股関節の可動域を正しくキープするには、4がいちばん大事になります。後ろ足で地面を蹴るときに、股関節とひざ関節をグイッとしっかり伸ばすような感じを意識してください。こうすると、ふくらはぎにうまく力が伝わって、歩くスピードや推進力が大きく高まるのです。大きめの歩幅をとって、一歩一歩、かかとから着地してつま先で蹴り出していきます。この「蹴り出し」の際に、股関節とひざ関節に力を込めていくわけです。これは専門的には『ヒール・レイズ』と呼ばれているテクニックであり、これを習慣にしていれば、股関節を十分に使って歩けるようになってきます。おそらく、日常からこれをやっているのとやっていないのとでは、股関節可動域が大きく違ってくるはず。ぜひ会得して、普段から股関節を使った歩き方をするようにしましょう。

最後の**5**は、全体の重心バランスの注意です。歩を進める際に、7割方の体重を体の後ろ寄りにかけるような感じで歩いてみてください。体の後ろ側に荷重をかけて歩いていると背骨の中心軸に重心がかかり、これにより体の各関節や筋肉がストレスフリーで機能するようになります。つまり、体の後ろのほうに重心の軸をつくることによって、「全身を使った歩き方」ができるようになるのです。

体重の7割をかけるとなると、上体が反りかえるようなフォームになり、少しいばっているような感じの歩き方になるかもしれません。でも、いばっているように見えるくらいがちょうどいいのです。

人間の〝背骨という軸〟は体のかなり後ろ側についています。そして、関節や筋肉などの体の各歯車は、この〝背骨という後ろの軸〟に重心をのせているほうがよりスムーズに動くものなのです。

もちろん、股関節や仙腸関節などの〝歯車〟も、後ろ寄りに荷重しているほうが動きがよくなります。人間の体は、〝後ろ寄り〟に重心を置いたほうが機能を発揮しやすくできているものなんですね。

1日5分のトレーニングで股関節を正しく動かすクセをつけてしまおう

私はこの正しい歩き方をすれば、体中の関節や筋肉の力を十二分に生かした全身運動ができると考えています。「省エネ歩き」で引き出しているエネルギーが20～30％だとしたら、正しい歩き方に変えるだけで、１００％のエネルギーを有効に引き出して使っていけるようになるのです。

もちろん股関節も、動かせるだけの可動域をフルに使っていけるようになります。足の筋肉だけではなく、腹筋や背筋、お尻の筋肉などの力を効率的に引き出しながら歩を進めることになりますから、自然に歩幅も広くなり、一歩一歩力強く地面を蹴れるようになって、股関節を大きく動かせるようになっていくのです。つまり、普段から「全身を使った正しい歩き方」をしていれば、それだけで股関節の動きをスムーズにすることが可能なわけです。

ただ、仕事や家事などの日常的なシチュエーションで、いつもこういう〝気合の入った歩き方〟をするのもちょっと気が引けるかもしれません。いかにも「ウォーキングをしていますよ」というスポーツウエアに身を包んで汗をかくならともかく、ビジネス着や普段着のままこれをやるとなると、「うーん、少し恥ずかしいかも……」とためらってしまう面もありますよね。

そこで提案なのですが、1日に5分か10分で構いませんので、**1〜5**のポイントをすべて守った正しい歩き方を毎日着実に実行してみてください。これくらい短い時間であれば、帰宅後、Tシャツやトレーナーに着替えて行なうのだって、そんなに苦にはなりませんよね。たとえ5分や10分でも、しっかり正しく歩いていれば、かなりの汗をかくことになるはず。また、それによって〝全身を使って歩くことの気持ちよさ〟がつかめるはずです。

そして、こうした〝全身を使った歩き方の気持ちよさ〟がわかってきたら、普段の生活でもなるべくそういう歩き方をしていくようにするといいのです。仕事や買い物などでの移動の際に両腕を思いっきり振って歩いていたらちょっとヘンかもしれませんが、あごを引いたり、腰を反らせたり、股関節とひざ関節を伸ばして地面を蹴ったり、重心を後ろにかけたりすることは十分に可能なはず。つまり、まずは5分、10分のトレーニングで正しい歩き方のコツをつかみ、コツをつかんだらそれを少しずつ日常的な歩き方に浸透させていくといいわけです。

こういうかたちで歩き方を学んでいけば、間違った歩き方でだらだらと歩くよりも、正しい歩き方で短時間集中して歩くほうが何倍も大きな効果が上がることが実感としてわかってくることでしょう。そして、日常においてもできるだけ正しく歩こうという意識が強くなっていくのではないでしょうか。

ですから、ぜひ、1日5分、10分から、歩き方を変えていってみてください。

そもそも、関節は動かしながら健康管理していくもの。股関節も、正しく動かすことによって正しい可動域がキープされるようにできているのです。だから、多少痛かったり動かしづらかったりしたとしても、とにかく正しい歩き方を身につけて股関節を正しく動かすクセをつけましょう。

関節は正しく動かしていれば長もちするもの。日々正しく歩いて股関節を正しく動かす習慣が、股関節の健康を末永くキープすることへとつながっていくのです。

Part 5

「こんなとき どうしたら……」 股関節の悩み解消 Q&A

Q 01

股関節痛はどれくらいの時間をかけて進行するの？

A 人それぞれです。誰もが同じように進行するとは限りません。

股関節の骨と骨のすき間は、5ミリほど開いているのが正常です。そして、これが1ミリ狭くなるのに、約10年かかるとされています。ですから、股関節の状態が急激に悪化するようなことはありません。基本的に何十年もの歳月をかけて少しずつ進行していくものと思っていいでしょう。

それに、変形性股関節症の場合、誰もが同じような経過を辿《たど》って進行していくとは限りません。

ある一時期は痛かったのに、ある時期からパタッと症状がなくなることもありますし、その症状がまたある時期からぶり返してくることもあります。実際、整形外科医のなかには「股関節痛に悩まされる時期にはふたつの山があって、もし手術を考えるのならふたつ目の山のときにしたほうがいい」と主張している人もいます。

さらに、レントゲンの画像検査の結果も、必ずしも痛みと一致するとは限らず、画像では異常らしい異常がないのに痛みが現われることもあれば、画像では股関節の変形が進んでいるのに痛みが軽いこともあります。

つまり、人によって現われるパターンが違うのです。

股関節の摩耗は人それぞれ進行具合が違っていて、すり減り具合によっては、かえってうまくすき間ができ、骨がぶつからなくなって痛みがなくなる場合もありますし、逆に、すり減ることでどんどんすき間が狭まり、骨がぶつかり合って痛みが増してしまう場合もあります。だから、長い時間をかけてよくなったり悪くなったりしながら進んでいく人もいれば、比較的短い時間でどんどん悪くなっていってしまう人もいるのです。

ただ、先にも述べたように、臼蓋形成不全の女性や乳児のときに先天性股関節脱臼を起こした女性は、股関節の症状が早く進んでしまいやすい傾向があります。こうした方々は、30代以降に股関節の不調を訴えやすく、とりわけ35～45歳くらいにかけて悪化させてしまうことが多いのです。長い時間をかけてじわじわと進行していく病気だとは言え、油断は禁物と心しておきましょう。

Q 02

「最近、何でもない段差で転んでしまった」人は要注意?

A 要注意です。「最近、体が硬くなった」という人も注意してください。

みなさんは、何でもないような段差や障害物に足をひっかけて転んでしまったことはありませんか？　舗道を歩いていて敷石のわずかな段差や溝に足をとられてしまったり、公園を散歩していて木の根っこにつまずいてしまったり……。また、「どうしてこんな平らなところで」と、首をかしげるような場所でスッテンコロリンとやってしまったこともあるかもしれません。

もし、「近ごろ、そういうことが多くなってきた」と感じるなら、股関節の機能が落ちてきているのかもしれません。股関節の可動域が狭まると、自分ではまったく自覚がなくても、足が上がらなくなっていることが多いもの。自分ではいつも通りに足を上げているつもりでいても、股関節の動きが悪いためにいつもの高さまで上がらなくなっているのです。たとえほんの1～2ミリであれ、片方の足がいつもより上がらなくなれば、当然、その足が段差や障害物にひっかかりやすくなります。それで、

「えっ⁉」と思うような場所で転んだり、つまずいたり、よろけたり、といったことが多くなってくるわけです。

また、「どうも最近、体が硬くなってきたような気がする」という人も要注意です。たとえば、靴下を履くときに片足で立つとよろけるようになったとか、足の爪を切ったりペディキュアを塗ったりするときに体を曲げるのがきつくなったとか、立位体前屈をしても足先を触れなくなったとか……そういう体の硬さを自覚するようになってきたなら、股関節の不調を疑ってみたほうがいいでしょう。股関節が固まって可動域が狭まってくると、こういう普段の生活のはしばしで体の硬さを思い知らされることが多くなるものなのです。

変形性股関節症の『前股関節症』や『初期』の段階では、まだ股関節の異常を自覚していない場合が少なくありません。そして、こうした日常のひとコマでの不調感や不都合から、「どうもおかしい」と思うようになってトラブルが発覚することも多いのです。心当たりのある方は、できるだけ早く股関節のケアをスタートするようにしましょう。

Q 03

股関節痛がもとで、ひざ痛になる人も多いの？

A 腰痛に比べれば、そんなに多くはありません。

股関節痛の患者さんには、腰痛に悩まされるようになる方がたくさんいらっしゃいます。『進行期』になれば、併発率はもう100％と言っていいでしょう。

しかし、それに比べると、ひざ痛になる方はそんなに多くありません。もちろん、股関節痛とひざ痛とを併発される方もいるにはいるのですが、そんなに目立つ数ではないのです。

ただ、全身の関節はどれも連係し合い、影響し合いながら動いているので、股関節の可動域が狭まれば、ひざ関節の可動域もだんだん狭まってきます。股関節の動きが悪くなって足が上がらなくなれば、必然的にひざを曲げたり伸ばしたりの動きも悪くなってくるものなのです。股関節トラブルを抱えているならば、ひざに悪い影響を及ぼさないよう、ひざ関節の健康にも十分に留意するようにしてください。

Q 04

体重が重い人、急に体重が増えた人は要注意？

A 標準体重をオーバーしている人は要注意です。

股関節は、体の中でもっとも体重がかかる関節です。たとえば、片足で立ったときには、その側の股関節に体重の3倍の負担がかかるとされています。もし体重50キロの人であれば、その人の股関節には１５０キロもの負担がかかっていることになるわけですね。

ですから、股関節にとって体重オーバーは大きなリスク。股関節痛の患者さんには、中高年になってから太ってしまい、それと同時に股関節に不調を訴えるようになった方が数多くいらっしゃいます。また、そういう患者さんのなかには、普段から「歩くこと」を苦手としていて、股関節をあまり動かしていない方が目立ちます。

とにかく、標準体重をオーバーしている人は要注意。とりわけ、急に太って体重が増えると、股関節にかかる負担が大きくなるので気をつけましょう。

Q
05
妊娠・出産がきっかけで股関節が痛むことはある？

A
妊娠・出産がリスクになることはありません。

出産時には産道確保の必要から骨盤が大きく広がるため、股関節に痛みなどの影響が現われるのではと考える人がいます。しかし、これに関しては心配することはないでしょう。私は「出産がきっかけで股関節痛になった」という患者さんには会ったことがありません。また、妊娠時には、体重が増える分股関節に負担がかかることになるのですが、最近は妊娠時のカロリー摂取や体重のコントロールをしっかり行なっている方が多いので、これもそれほど大きな問題にはならないと思います。

ただし、若いうちに変形性股関節症を進ませてしまったために、妊娠・出産をあきらめたという患者さんはいらっしゃいます。おそらく、足を引きずったり杖をついたりの状況で子供を産み育てていく自信を持てなかったのでしょう。そういう事態にならないためにも、股関節トラブルの〝芽〟は早く摘み取っていく必要があるのです。

Q 06

股関節は温めたほうがいい？　ミニスカートはダメ？

A 関節は冷やしてはいけません。なるべく温めるようにしましょう。

どの関節も冷えると動きが落ちます。冷えると血行が悪くなり、筋肉が縮こまったような状態になります。これにより到底なめらかに動かせる状態ではなくなってしまうのです。

もちろん、これは股関節にも当てはまります。腰まわりや太ももは衣服でガードして、股関節を冷やすようなファッションはなるべく避けたいところです。もし、少しでも股関節に不安があるのであれば、ミニスカートなどを穿《は》くのも控えておいたほうがいいでしょう。

そして、毎晩お風呂の湯船に浸《つ》かって、じっくり体を温めてください。場所が場所なので貼りづらいかもしれませんが、携帯用カイロを用いるのも手。その際は、鼠径部とお尻の下の部分に貼って、股関節を前後両側から温めるといいでしょう。

Q 07

子供のころからヘンな歩き方をしている場合は要注意？

A とくにX脚で内股気味に歩いていると、股関節トラブルを起こしやすい。

最近、子供の姿勢の悪さが目立ちます。歩き方も、歩幅を狭くして足を少ししか上げずにトボトボとした感じで歩いている子が少なくありません。つまり、子供時分から股関節をあまり使わない歩き方をしてしまっているんですね。子供のころからそういう歩き方をしていると、ゆくゆく股関節可動域が狭まってしまう可能性大。当然、トラブルを引き起こす確率も高くなるでしょう。

それと、女のお子さんで注意しておきたいのはX脚です。X脚で内股気味に歩いていると、股関節の可動幅が広がらず、トラブルに結びつきやすい傾向があるのです（ちなみに、子供時分からO脚の人も少なくありませんが、O脚は股関節トラブルにはそれほど関係ありません）。とにかく、子供の歩き方がヘンだなと思ったなら要注意。できるだけ早い段階で、正しい歩き方を教えていくようにしましょう。

Q
08

長い時間自転車に乗るのは股関節によくない？

A

股関節にも仙腸関節にもあまりよくありません。

自転車でペダルを漕《こ》いでいるときは、ひざから上の太ももの筋肉ばかりを偏って使っています。足全体を使っていると思いがちなのですが、意外に足首やふくらはぎなどは使っていないのです。このため、長時間自転車に乗っていると、大腿四頭筋や股関節に大きな負担をかけることになります。最近はカッコいい自転車に乗るのが流《は》行《や》っているようですが、股関節の健康という点から見ると、残念ながらサイクリングはあまりおすすめできないのです。

それに、何時間もサドルに座っているとお尻が痛くなるものですが、じつはあれも腰によくありません。仙骨を奥へ押し込んでしまうことになり、仙腸関節がひっかかりやすくなってしまうのです。短時間なら構いませんが、股関節や腰の健康が気になる方は、長い時間自転車に乗り続けるのは避けておいたほうがいいでしょう。

Q 09

股関節のトラブルを起こしやすいスポーツは?

A 縦に大きく飛び跳ねるようなスポーツには注意が必要です。

先にも述べたように、股関節は体のなかでもっとも体重のかかる関節です。スポーツ時には体の重みに加えて、数々の激しい衝撃によって大きな負担が股関節にかかってきます。このため、長年スポーツで強い力をかけ続けていると、股関節のトラブルを起こしやすくなることもあります。

まず、股関節のケガが多いことでよく知られているのはサッカーです。サッカーではさまざまな角度でボールを蹴ったり止めたりするうえ、激しいボディ・コンタクトがつきもの。スライディングしたときに、相手が足に倒れてきたりしたら、関節や靭《じん》帯《たい》が受ける衝撃は計り知れません。ですから、プロのサッカー選手は、ケガをしないよう、みな練習時や試合前に入念に股関節をケアしています。私は、たとえ子供と遊びでボールを蹴る程度でも、サッカーをする前には必ず股関節をしっかりストレッチしてから行なうべきだと思います。

また、バレーボールやバスケットボール、トランポリンなど、大きく飛び跳ねるようなスポーツも股関節にはあまりよくありません。ジャンプした後の着地時に股関節に大きな負担がかかるからです。さらに、エアロビクス・ダンスやヒップホップ・ダンスなどの場合も、小刻みに飛んだり跳ねたりするたびに股関節に負担がかかっていると思ってください。

私は、このような縦に飛び跳ねる運動は、人間の骨格の構造には基本的に向いていないと考えています。飛び跳ねたときのずしっとくる荷重をいちいち受け止めているのは関節です。そういう縦の衝撃が繰り返しかかれば、関節腔が狭くなっていってしまうことも考えられますし、強い力がかかった拍子に関節がひっかかってしまうことも考えられます。股関節だけでなく、ひざ関節や腰や首の関節にとっても、こういう衝撃が繰り返しかかるのは好ましくないのです。

なお、縦の衝撃が繰り返しかかるという点ではジョギングやマラソンも一緒。最近はランニングがブームになっているようですが、もし走るならば、トラブルを起こさないよう、股関節をはじめ各関節のケアを十分に行なうようにしてください。

Q10 男性のセックスアピールは、お尻と股関節がカギ？

A 引き締まったお尻は〝大きな力を生み出せる〟という証《あか》し。

みなさんは、男性の体のどの部分にいちばん魅力を感じますか？

ちなみに、男性に対して「女性は男性の体のどこに魅力を感じていると思うか」という質問を向けると、「たくましい胸板」「太い腕」「大きいペニス」といった答えが必ず上位に上がってくるそうです。

ところが、女性に対して「男性の体のどこに魅力を感じるか」と聞いてみると、まったく違った答えになるのです。「胸板」「腕」「ペニス」といった答えはずっと下のほうであり、常にトップになるのが「お尻」。女性は男性の引き締まったお尻にセックスアピールを感じているわけですね。

そして、引き締まったお尻をつくるには、股関節をよく使っていることが大きな力ギになるのです。たとえば、プロサッカー選手はみんなお尻がグッと盛り上がっているし、筋肉がとても引き締まっていますよね。股関節をよく使って足腰を鍛えないと、お尻の筋肉はああいうふうには盛り上がりません。彼らの強烈なシュートや華麗なドリブルは、鍛えに鍛えた股関節とお尻から生み出されていると言ってもいいでしょう。

ちょっとオーバーかもしれませんが、スポーツに限らず、引き締まったお尻は、その男性が〝大きな力を生み出せる〟という生命力の証しのようなものなのでしょう。だから、女性の目が自然に惹《ひ》きつけられてしまうのではないでしょうか。あくまで私の推論ですが、未婚女性のみなさんは、これからパートナーを選んでいく際には、ルックスや身長、性格、経済力だけでなく、お尻の引き締まり方や盛り上がり方に着目していくといいかもしれません。

なお、普段から股関節をしっかり動かしていれば、女性のお尻もたいへん魅力的になります。キュッと引き締まってヒップアップするのです。きっと、そういうお尻には多くの男性の目が釘づけになることでしょう。もしかすると、男性も女性も、異性へのセックスアピールには「(お尻をきれいに引き締めるために) 股関節の動きをよくすること」がいちばんのカギなのかもしれませんね。

Q11

骨粗しょう症は股関節痛にどれくらい影響するの？

A

たいへん大きな影響があり、手術ができなくなる場合もあります。

股関節痛も骨粗しょう症も女性にたいへん多い疾患です。しかも、中高年以降、長い時間をかけて悪くなっていくという点でも両者は共通しています。このため、このふたつの疾患を併せ持っている患者さんも数多くいらっしゃいます。

ただ、両方の疾患を抱えていると、いろいろと問題が複雑になってくるのです。骨粗しょう症で骨がもろくなると股関節内での骨の変形も進みやすくなりますし、あまりに骨がもろくなると人工関節などの手術も受けられなくなってしまいます。つまり、進行が早まるうえ、治療の選択肢も狭められてしまうことになるわけです。

カルシウム、ビタミンD、適度な運動……骨を丈夫にする方法はみなさんよくおわかりのことと思います。股関節に不安がある方は、ぜひ普段からこうした健康管理に気を遣い、コツコツと骨を丈夫にしていくように心がけてください。

Q 12

寝るときの姿勢や睡眠時の注意点は？

A 横向きよりも仰向けで寝るほうがおすすめです。

変形性股関節症がかなり進んでくると、夜中に寝返りをうっただけで痛みで目が覚めることもあります。そういう方は、少しやわらかめのふとんに替え、できるだけ仰向けの姿勢をキープして寝るようにするといいでしょう。仰向けは股関節にも腰の関節にも負担の少ない姿勢です。横向きだと片側の股関節ばかり圧迫されて痛みにつながることもあります。また、睡眠時間が少ないと、自律神経が緊張して痛みが増強しやすくなるので、毎日7時間は眠るようにしてください。

それと、寝室にはいつも『簡易版・関節包内矯正』の支度をしておくこと。テニスボールを準備し、寝床の隣に横になれるだけのスペースを確保して、就寝前と起床後にサッとできるようにしておくのです。そういう用意がきちんとしてあれば、ケアマネジメントへのモチベーションもグッと高まるのではないでしょうか。

Q 13

軸足側と利き足側、どっちの股関節が痛みやすい？

A 体の重みがかかる軸足側のほうが痛みやすい。

サッカーであれば、ボールを蹴る側の足が『利き足』で、そのときに踏ん張っているほうの足が『軸足』です。「休め」のポーズをとっているときは、利き足を斜め前に出して、軸足に体重をかけていることになります。

このように体の重みは軸足側にかかることが多いため、股関節トラブルは軸足側に現われやすくなります。なかには左右両方が痛むケースもありますが、両方が痛む場合も「左右で比べると軸足側のほうが痛い」ということが多いものなのです。

なお、股関節に不安を持っていらっしゃる方は、意識的に体重をかける足を左右逆にすることをおすすめします。いつも軸足にかけている荷重を利き足にかけるようにしていれば、だんだん左右の股関節の負担のバランスがとれてきます。股関節を長もちさせるには、そういう〝ちょっとした意識〟もたいへん大切なのです。

Q 14

杖のつき方にはコツってあるの？

A

杖があっても、悪い側に体重をのせる意識を持とう。

杖を使えば、歩く際に股関節にかかる負担を確実に少なくすることができます。ただ、杖をつかざるをえなくなってしまったとしても、できるだけ杖に頼らず、あくまで補助として使うことをおすすめします。

杖は少し短めのものを選び、体の側面から20センチほど離してつきます。右がつらいときは左側に杖をつく、左がつらいときは右側に杖をつくのが基本です。そして、なるべく痛い側の股関節に体重をかけて、可能なかぎり両足で歩く意識を持ってください。もちろん体重がかかるたびに悪い側の股関節が痛むでしょうが、そうやって体重をかけて動かしていないと股関節は衰えていく一方なのです。多少つらくても悪い側も使うようにしていき、あまりに痛かったりよろけそうになったりした際には、杖に少しだけ体重を預けるようにするといいでしょう。

Q 15

股関節の状態は定期的に整形外科でチェックすべき?

A 定期的にチェックして自己管理していくようにしましょう。

整形外科で変形性股関節症と診断されると、その後、年数回から1年に1回の間隔で状態をチェックしていくのが一般的です。定期的にレントゲンを撮って、関節のすき間の狭まり具合や骨の変形具合をチェックしていくわけですね。

変形性股関節症は自己管理、すなわちセルフマネジメントがたいへん重要なので、こういう検査はぜひ受けて、股関節の状態をチェックしてもらうといいでしょう。そして、その結果を『簡易版・関節包内矯正』をはじめとした毎日のセルフケアに生かしていくようにしてください。つまり、「セルフケアでの管理をより充実させるために、状態をチェックしてもらう」という姿勢で定期検査を受けるといいのです。なお、たとえ検査をして状態がそんなに悪化していないことがわかったとしても、日々のケアの手を緩めずにセルフマネジメントしていくようにしましょう。

Part

6

いつまでも
老けない体は
股関節からつくる

日本人は欧米人に比べて股関節の使い方がヘタ!?

私は、多くの日本人は股関節の使い方がヘタだと思っています。日本人に股関節痛が多いのは遺伝的素因が大きいのですが、「使い方がヘタだ」という点もかなり影響しているのではないでしょうか。

具体的にどうヘタなのかと言うと、日本人の場合、かがんだりしゃがんだりする際に股関節を曲げるのでなく、腰椎を曲げてしまう人が多いのです。

かがんだりしゃがんだりする際、欧米の人やアフリカの人であれば、お尻を後ろへグイッと突き出すような感じで股関節をたたむのが普通です。お尻を突き出すと大臀《だいでん》筋《きん》やハムストリングス（太ももの後ろの筋肉）に力が入り、自然に股関節を支点として体を曲げることができるのです。アフリカの人などにはお尻の筋肉が大きく盛り上がった人が多いのですが、いつもこのような動作で体を折り曲げているから、大臀筋やハムストリングスが発達しているわけです。

ところが、多くの日本人はこれがなかなかできないんですね。日本人の場合、股関節を支点とするのではなく、腰椎を支点として体を折り曲げてしまっている人が大多数です。

みなさんも、ご自身がかがんだりしゃがんだりするときを思い出してみてください。たとえば、洗面台に身をかがめて顔を洗おうとするとき、なんとなく腰を曲げてしまってはいませんか？　お尻の筋肉やハムストリングスをあまり使うことなく、股関節ではなく腰を支点にして体を折り曲げてしまってはいませんか？　いつもこういう動作をとっていれば、当然、腰椎や腰の筋肉に大きな負担がかかります。おそらく、腰痛に悩む日本人が多いのも、こうした〝腰を支点に体を曲げる習慣〟が浸透してしまっていることが色濃く影響しているのだと思います。先祖代々、稲作文化のなかで生きてきたため、脳や体の奥底に〝田植えのポーズ〟が刷り込まれてしまっているのかもしれません。

ともあれ、こうした理由で、私は股関節をちゃんと使いこなしている日本人はけっこう少ないと思っているのです。

もし、腰椎ではなく、股関節を支点に体を折り曲げることができるようになれば、腰椎を痛めることも少なくなるでしょうし、股関節の動きももっとよくなるのではないでしょうか。股関節をもっとうまく使えるようになれば、体の痛みや動きやすさも変わってくるはずです。

それは、言ってみれば、私たちが「股関節という関節を生かしきれていない」ということだと思います。また、逆に見れば、「股関節という関節をもっとちゃんと生かして使っていければ、いろいろなことを変えていける」ということも言えるのではないでしょうか。

股関節は、上半身と下半身とをつなぐ一大ジョイントです。私は、このジョイントには非常に大きな力が秘められていて、この関節をうまく使っていけば、いろいろな力を引き出すことが可能になると考えています。とりわけ、体を若くキープしていくためには、このジョイントをいかになめらかに動かしていくかがカギになると言っていいでしょう。

この最終章では、こうした股関節の持つ力について見ていくことにしましょう。このジョイントをうまく回していけば、きっと、いろいろなことがうまく回りはじめるようになるのではないでしょうか。

〝中心の歯車〟がうまく回れば、上も下もうまく回り出す

先にも述べたように、人間の体は骨盤という『土台』で支えられ、その『土台』においては、股関節と仙腸関節という大小の関節の動きがたいへん重要なカギとなっています。これら〝土台の関節〟が荷重を受け止めつつなめらかに動いているからこそ、私たちは上半身の重みを支えながらも下半身をスムーズに動かしていろいろな行動をとることができているわけです。

これら『土台の関節＝股関節と仙腸関節』は、いろいろな意味で人間の体のなかで中心的な役割を果たす〝歯車〟だと言っていいでしょう。位置的にも体の中心部にありますし、体の荷重を受け止めるクッション機能の面でも、歩行を推進する駆動部としての機能の面でも中心的な役割を果たしています。それに、私は、これらの〝中心の歯車〟が正しく機能することによって、上半身の〝歯車〟も下半身の〝歯車〟もうまく回るようにできていると考えているのです。

つまり、股関節と仙腸関節という〝中心の歯車〟がちゃんと動いていれば、上のほうの首や肩などの関節も、下のほうのひざや足首などの関節も、両方ともなめらかに

動くようになるということ。〝中心の歯車〟がスムーズに動くことで、上半身と下半身が連動してすみやかに動き出すのです。逆に、〝中心の歯車〟が不調に陥ると、上下の連動が悪くなり、腰、首、ひざなど、上の関節にも下の関節にも不調が連鎖しやすくなってくるのです。股関節と仙腸関節という〝土台の関節〟の調子の良し悪《あ》しが、体の上下、すべての関節に影響を及ぼしているのであって、まさに、人の関節における中心的存在と言っていいでしょう。

それに、これら〝土台の関節〟は、全身の血行の面でも上半身と下半身との連絡をよくする重要なポイントになっているのです。これも先に触れましたが、仙腸関節や股関節の周りにはたくさんの血管が集まっていて、これらの関節を動かすことによって血行を促している側面があります。〝中心の歯車〟の動きが悪くなれば、全身の血行も悪くなってしまいますし、これらの〝歯車〟の動きがよくなれば、上と下との連絡がスムーズになり、全身の血行もグンとよくなるわけです。

そして、〝中心の歯車〟がうまく回り出して血行がよくなると、さまざまな体調改善作用が現われてくることも先に紹介しました。こうした〝中心の歯車〟がスムーズに動くことによってもたらされる恩恵を、もう一度、整理して挙げておきましょう。

【血流促進による効果】

・下半身の血行がよくなり、冷えが劇的に改善する
・下半身のむくみが解消する
・低体温だったのが、体がポカポカするくらい体温が上がるようになる
・腸の動きがよくなり、便秘が解消する
・胃腸の働きがよくなって、食欲が湧いたり胃の不調が改善したりする
・子宮や卵巣の働きがよくなって、生理痛や生理不順が改善する
・血行がよくなって、肌や髪にもいい影響が現われる

【ダイエットやプロポーションの面での効果】

・代謝が上がって、自然にやせてくる
・おなか、お尻、太ももなどの無駄な脂肪がとれて引き締まってくる
・ヒップアップして、お尻がキュッと締まってくる
・太ももに筋肉がつき、足が全体にほっそりとしてくる

【体の動きや運動面での効果】

・各関節の動きがよくなり、体がラクに動くようになってくる
・転んだりよろけたりすることがなくなる
・足がよく動くようになり、フットワークが軽くなって行動範囲が広がる
・足腰をより動かせるようになって、スポーツなどでの運動能力が向上する

いかがでしょう。

股関節・仙腸関節という〝中心の歯車〟が正しく機能しはじめると、このように体のいろいろなことがうまく回りはじめるようになるのです。

そして、体のあちこちでこういう効果が出はじめると、その人にどういう変化が現われるようになると思いますか?

そうです。とても若々しくなってくるのです。しかも、見た目だけでなく、体の内側からいろんな機能がよみがえってくる。実際に、私のクリニックには、関節包内矯正を受けたことでより美しく若返った患者さんがたくさんいらっしゃいます。

こういう点から、私は股関節・仙腸関節という〝中心の歯車〟を正しく回すと、その人を若返らせる作用が発揮されると確信しています。きっと、これら〝土台の関節〟は、体の老化を防ぎ、若さをキープしていくというアンチエイジングの面でも中心的な役割を果たしているのではないでしょうか。

体だけじゃない。〝心の歯車〟もうまく回るようになる

なお、私は、股関節・仙腸関節が正しく機能するようになると、体だけでなく精神面にもよい影響が現われると考えています。

だって考えてみてください。

これら〝土台の関節〟、とくに股関節の動きは〝歩く〟という行為に直結しています。股関節の動きがよく、気持ちよくスムーズに足が運べているときは、心も明るく前向きになるもの。一度でもウォーキングに取り組んだことがあるなら、経験的におわかりいただけると思います。

しかし、もし股関節に痛みなどのトラブルがあって歩行に支障が現われてきたとし

たら、どのような心境になるでしょう。行きたくても行けないところも出てくるかもしれませんし、やりたくてもあきらめざるをえないことも出てくるかもしれません。そうなれば、心も塞ぎがちになるのではないでしょうか。実際、変形性股関節症が『進行期』や『末期』に入って足を引きずるようになると、うつ病などになって家に引きこもってしまう患者さんが少なくありません。

このように、〝歩く〟という行動の好不調は、精神面にたいへん大きな影響をもたらしているものなのです。

私はときどき講演などで、〝Life is Motion〟という言葉を紹介しているのですが、これは〝生きることは動くこと〟〝動けてこその人生だ〟といったような意味です。私は、関節の痛みから思うように動けなくなった患者さんをたくさん見てきているわけですが、痛みが消えて元通りに動けるようになると、どの患者さんの目も瞬時にパッと明るくなります。それこそ、暗い人生のトンネルをいきなり抜け出たかのように希望に目を輝かせるのです。

とくに、股関節痛や腰痛などで思うように歩けなかった人が普通に歩けるようになったときの表情の輝きは、筆舌に尽くしがたいところがあります。きっと、歩けるようになると、とたんにいろいろやってみたいと思えるようになって、これからの人生に対する前向きな気持ちがいっせいにあふれ出てくるのでしょう。

そんな患者さん方をたくさん見てきているので、私は自信を持って言うことができます。

そうです。〝土台の歯車〟をきちんと回すようにすると、〝心の歯車〟もうまく回り出すようになるのです。つまり、股関節や仙腸関節の機能を正常化すると、体だけでなく心も若々しくよみがえるわけです。

「一生動けるコース」か、それとも「寝たきり・要介護コース」か

それともうひとつ、日頃から〝土台の関節〟を正しく動かしているのといないのとでは、人生の先々の展望が大きく違ってきます。

みなさんは『ロコモティブシンドローム』についてご存じでしょうか。

ロコモティブは「運動器の」という意で、直訳すると『運動器症候群』。最近は略して「ロコモ」と呼ばれることが多いようです。

で、このロコモとはいったい何者かというと、「関節、筋肉、骨、靭帯などの運動器の障害によって、寝たきりや要介護になるリスクの高い状態」のことを指しています。簡単に言えば、〝寝たきり予備軍〟。たとえば、腰痛や股関節痛、ひざ痛などを患って歩行機能に不安を抱えているような人は、もうロコモに該当していると言っていいでしょう。

私が何を言いたいか、きっとみなさんはもうおわかりでしょう。

そう。〝土台の関節〟〝中心の歯車〟を正しく動かせば、ロコモティブシンドロームになる可能性をなくすことができるのです。これまでの章で見てきたように、関節包内矯正や簡易版・関節包内矯正などの治療やケアを行なっていれば、〝土台の関節〟の機能を回復させて股関節痛や腰痛を治すことができます。また、これらの関節を正常化すると、連動して首やひざなどの関節の動きもよくなり、体全体がスムーズに動くようにもなります。つまり、股関節や仙腸関節を正常にキープしていれば、ロコモを解消して、「将来的に寝たきりや要介護になってしまうかもしれない不安」を吹き払うことができるのです。

ですから、いまのうちから股関節や仙腸関節をケアしている人と、ケアしていない人とでは、先々の人生の展望が大きく違ってくる。

みなさん、これがどれだけ大きな差を生むかわかりますか？

決して大げさではなく、私はいま〝土台の関節〟のケアや治療をスタートするかしないかで、10年後、20年後、30年後のみなさんの人生の明暗が分かれると思っています。関節のケアや治療に怠りない人であれば、痛みやトラブルに悩まされることもなく、いつまでも動ける体をキープしていくことでしょう。一方、関節のケアや治療なんかどうでもいいという姿勢でいたら、遠からずあちこちの運動器が悲鳴を上げてロコモにどっぷり浸かっていってしまうでしょう。もちろん、寝たきりや要介護になる確率もグッと高まると思います。

つまり、〝土台の関節〟のケアや治療をちゃんとやっているかどうかで「一生ぴんぴん動けるコース」へ行くか、それとも「寝たきり・要介護コース」へ行くかが決まってくるのです。

どっちのコースに行きたいかなんて、聞くまでもないですよね。

数十年後の未来、「一生ぴんぴん動けるコース」に乗っていたいなら、やるべきことは決まっています。日々〝土台の関節〟をケアして、その〝歯車〟をしっかりマネジメントしていくことが、いつまでも動ける体、一生痛まない体をつくることにつながっていくのです。

同い年なのに老けている人と若々しい人
——その差は〝体のバネ〟の力にあった!?

ところで——

みなさんは、早く老けてしまう人といつまでも若さを維持できている人のいちばんの違いはどこにあると思われますか？　久しぶりに同窓会などに出席すると、同い年なのに、とても老け込んでしまった感じの人もいるし、昔と変わらず若々しい感じの人もいますよね。そうした〝差〟は、いったいどこでつくのでしょうか？

日頃の食生活、睡眠、適度な運動習慣……きっと、いろいろな答えが挙がってくることでしょう。

もちろんこれらの習慣も大事なのですが、私の答えはちょっと変わっています。

それは、〝体のバネ〟——

私は、老ける人と若い人との差をつけるいちばんの要因は、これではないかと考えているのです。

体のバネというのは、体の中心となる関節にどれだけ力があるかということ。すなわち、股関節や仙腸関節、腰椎など〝土台の関節〟に、どれだけ〝バネのようなしなやかな弾力〟が残されているか。これが老けやすいかどうかを分ける大きなカギなのではないかというわけです。

なかでも股関節と仙腸関節は、人間のクッション機能の要《かなめ》です。上からのしかかってくる荷重を〝バネのようなしなやかな弾力〟によってやわらげ、体の重みや衝撃を軽減、分散する働きを担っています。そして、こうした〝体のクッション＝バネ〟がどれくらい若々しい健やかな状態で保たれているかでとてもいろいろなことが変わってくるのです。

たとえば、車やバイク、自転車などの乗り物には、車輪と車体の間に必ずクッション性をよくするための〝バネ〟がついていますよね。もし、このバネがなかったりサビついていたりしたら、ちょっとデコボコ道を走っただけで、たちまち駆動部や車体がボロボロに傷んでしまうことでしょう。体の場合も同じこと。土台となる関節のクッション機能、バネの機能が衰えてくると、体のあちこちが軋《きし》み出し、どんどんボロボロに傷んでいってしまうのです。

しかも、〝土台のバネ〟の衰えによって発生する悪影響は、単に関節のトラブルだけにとどまりません。先にも述べたように、これらの関節の不調は、血流促進や内臓の働きなど、体の多くの機能に影響をもたらします。健康、美容、ダイエットなどのさまざまな側面に大きな影を落とすことになるでしょう。

つまり、体の土台となるバネが衰えると、関節だけでなくいろいろな機能が衰えてくることになる。これにより、体の若さや健やかさを維持しているポテンシャリティーが衰えてしまうのです。本当に、すっかりサビついたスプリングや、古くなって伸びきったゴムのように、強く跳ね返る勢いのようなものを失っていってしまうんですね。

私は、老化とは、こういうふうに現われてくるものではないかと思うのです。

関節という体のバネに弾力がなくなってくると、体が次第に動かなくなり、健康や美容の面でも衰えが目立つようになる。体の中心となるクッションの弾力が落ちてくると、だんだん重いものが支えられなくなってくる。そして、そのうちいろんなことが支えられなくなって、あちこちに軋みや痛みなどのトラブルが発生するようになる……老化とはそういうものではないでしょうか。

みなさんはどう思われるでしょう。

同い年なのに、なぜ老け込んでしまった人と若々しい人との間に大きな違いが現われるのか。違いが生まれた理由は、〝体のバネの力〟に大きな差がついてしまったからなのではないでしょうか。

バネの力をよみがえらせて、老化を撥ね返す力をつけていこう

股関節という関節には、とても大きな力が秘められています。

股関節は人間の体のなかでいちばん大きな関節、言ってみれば、胴体と足をつなぐ〝最大のバネ〟なのです。

私は、このバネをどう生かすか、このバネの力をどれだけ引き出せるかによって、人生が大きく違ってくると思っています。

これまで述べてきたように、このバネの力をうまく引き出して使っていくことがで

きれば、「いつまでも老いない体」「いつまでも動ける体」をつくることができるでしょう。それこそ、バネのクッション性を生かして、末永く若々しく弾むような体を維持していくことができるのではないでしょうか。

そして、そういう力を引き出せるかどうかは、これからのみなさん次第。先の章で紹介したように、簡易版・関節包内矯正や正しい姿勢で歩く習慣などのハウツーを身につけて、しっかり〝土台の関節〟をケアしていけば、十分にその力を引き出していけることでしょう。バネをサビつかせることなく、日々ちゃんとお手入れをしていけば、年をとってからでも〝老化〟を撥《は》ね返す弾力をキープしていけるはずです。

たとえ、変形性股関節症が『初期』や『進行期』に進んでしまった人も、これから治療やケアに邁進すればまだ間に合います。サビつきかけて動きが悪くなってきたバネも、丹念に磨いて動きをよくしてあげれば、ちゃんと力がよみがえってきます。そうすれば、〝老化〟〝痛み〟〝衰え〟〝不安〟といった重圧を撥ね返す力を取り戻すことができるのです。

ですからみなさん、股関節のケア、土台のバネのケアをいますぐにはじめてください。嫌な重圧を撥ね返すバネの力は、早くケアするほど高まるはず。いま、痛みなどで悩まされている方も、そうでない方も、将来の自分への投資のようなつもりで「バネの力をつけるケアマネジメント」をはじめましょう。早い段階で地力をつければ、より早く体の〝土台〟がしっかりしていきます。〝土台の歯車〟がなめらかにかみ合って回り出せば、20年後、30年後に至るまでスムーズに動く若々しい体をキープしていけるでしょう。

私は、こうしたバネの力が、〝人生のバネ〟にもなると考えています。

すなわち、土台のバネを健やかにキープしていけば、その人の人生に大きな弾みがつくと思うのです。

バネの力が強ければ高いステップも軽《かろ》やかに越えていけるでしょうし、届かなかった場所にも手が届くようになるでしょう。「ホップ、ステップ、ジャンプ」ではありませんが、多くの人が軽やかに、弾むように壁を乗り越え、充実した人生を送れるようになると信じています。

こういう力を生かさない手はありません。

さあ、みなさん、股関節という〝人間の持つ最大のバネ〟をうまく生かしていきましょう。

ほとんどの人は、そのバネの力を生かしきれていません。みなさんのバネには、まだまだ引き出せる力が残っているはずです。

その力を十二分に引き出して、いつまでも動ける体、いつまでも老けない体をつくっていきましょう。そして、ずっと遠くまで続く人生の階段を軽やかに上っていこうではありませんか。

あとがき

今回のこの本は、予定では出版されないはずでした。

首や腰やひざに比べ、股関節痛で悩んでおられる方は統計的に少ないと言われているためです。しかし、出版元である幻冬舎や私のほうに、股関節痛に関する本の出版の要望を多くいただき、背中を押され筆をとらせていただきました。

股関節の痛みは他の関節に比べ、歩行や姿勢にそのまま影響が出てしまうことが多く、医療関係者以外の一般の方にも何か症状を持っていることがわかりやすいものです。また患者さんの多くが女性で若い時期から発症することもしばしば見られ、おしゃれを楽しみたい時期なだけに精神的にたいへん苦しめられる病気とも言えます。

しかも、文中に書いていますが、医療機関の対応は一般的には経過観察か手術かの二択で、早い時期からリハビリの手を打てないのが現状です。

股関節は関節のなかでもっとも大きく、力学的にも複雑で、体表からも深いところにあります。そのため施術者としては理解が難しく、体力もいるので、股関節の施術を苦手とする医療関係者はかなり多いと思われます。私もそのなかのひとりで、14年前に開業し、腰痛などのメジャーな関節の施術はそれなりに自信を持っておりましたが、股関節で悩んでおられる患者様に対し、なかなかよい結果を出せずにおりました。通院されなくなった患者様が初診時と変わりなく、足を引きずって歩いている後ろ姿を街で見たとき、実力不足を感じてとても心を痛めたことを、今でも鮮明に覚えています。ここ14年間、腰、首、ひざ、そして股関節とメカニズムの理解を深め、施術結果がしっかりと出るようになり、そのタイミングで奇跡的に読者の方に背中を押していただいた次第です。

ご紹介している簡易版・関節包内矯正はいつもはテニスボール2個ぐらいで済むのですが、今回の股関節は道具が多めになってしまい、申し訳ありません。不足しているものを揃えていただけますでしょうか。なるべく簡単にしたかったのですが、股関節というある意味、特殊な関節では、試行錯誤の結果、ご紹介した方法しか確実に効果を望める方法はありませんでした。本書をお読みくださったみなさまには、症状を放置して逃げるのではなく、堂々と真正面から戦ってほしいと思います。

今回、帯に推薦の言葉を寄せてくださった女優の秋野暢子様、お忙しいところをありがとうございました。心からお礼申し上げます。じつは私の患者様で、毎日10キロのジョギングをされており、自分に厳しく、スタイルも綺麗な方です。お人柄も表裏がまったくなく腰が低い方で、問診時、思わず「テレビカメラは回っていませんよ」と言ってしまったほどです。当院には定期的に体のメンテナンスに見えて、娘さんのご学友やお仕事仲間で症状で苦しんでおられる方をご紹介いただいております。

最後にご担当いただきました高橋明様、幻冬舎の藤原将子様、ありがとうございました。

そして、私を支えてくれております弊社のスタッフ及び家族に感謝いたします。

2013年秋

酒井慎太郎

カバーデザイン／AD·渡邉民人　D·森田祥子（TYPEFACE）
本文イラスト／坂木浩子
本文デザイン·DTP／森田祥子（TYPEFACE）
編集協力／高橋明

酒井慎太郎（さかい・しんたろう）

さかいクリニックグループ代表。柔道整復師。整形外科や腰痛専門病院、プロサッカーチームの臨床スタッフとしての経験を生かし、腰痛やスポーツ障害の疾患を得意とする。解剖実習にて「関節包内機能異常」に着目。それ以来、関節包内矯正を中心に難治の腰痛やひざ痛の治療を1日170人以上行なっている。TBSラジオ「大沢悠里のゆうゆうワイド」や東京MXテレビで「weekend Hips」「うたなび!」にレギュラー出演。その他多くのテレビ番組で「注目の腰痛治療」「神の手を持つ治療師」として紹介される。また、一般の方や医療関係者向けの勉強会を全国で行なうなど、啓蒙活動に取り組んでいる。内藤大助さん（ボクシング第36代WBC世界フライ級チャンピオン）、高橋由伸さん（プロ野球選手）、岩本輝雄さん（元プロサッカー選手）、十朱幸代さん、音無美紀子さん、秋野暢子さん（女優）、村井国夫さん、山下真司さん（俳優）、中村福助さん、市川高麗蔵さん（歌舞伎俳優）、松任谷正隆さん（音楽プロデューサー）、笑福亭鶴瓶さん、土田晃之さん、磯山さやかさん（タレント）、松久信幸さん（シェフ）、奥村伸樹さん（指揮者）、東京慈恵会医科大学病院の幡場良明先生などアスリートやタレント、医療関係者の治療も手掛ける。著書に『荷重関節をゆるめれば「腰・首・ひざ」の痛みの9割は自分で治せる!』（永岡書店）、『腰痛は歩き方を変えるだけで完治する』（アスコム）、『腰・股・膝の痛みはテニスボール1個で消える』（マキノ出版）、『腰痛は99%完治する』『肩こり・首痛は99%完治する』『ひざ痛は99%完治する』『関節痛は99%完治する』『99%サビない体になる』（すべて小社）など多数ある。

ホームページ　http://www.sakai-clinic.co.jp

股関節痛は99％完治する

〝坐骨神経痛〟も〝冷え性〟もあきらめなくていい！

2013年11月25日　第1刷発行

著　者　酒井慎太郎

発行者　見城 徹

編集人　福島広司

発行所　株式会社 幻冬舎

〒151-0051 東京都渋谷区千駄ヶ谷4-9-7

電話　03(5411)6211(編集)　03(5411)6222(営業)

振替　00120-8-767643

印刷・製本所　図書印刷株式会社

GENTOSHA

ISBN978-4-344-02485-4 C0095

幻冬舎ホームページアドレス　http://www.gentosha.co.jp/
この本に関するご意見・ご感想をメールでお寄せいただく場合は、
comment@gentosha.co.jpまで。